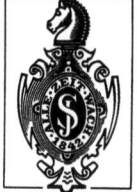

K.-H. Günter Müller

Lymphographie

Anatomie Technik Diagnostik

Geleitwort von Friedrich Heuck

Mit 35 Abbildungen in 52 Einzeldarstellungen

Springer-Verlag
Berlin Heidelberg New York 1979

Dr. K.-H. Günter Müller

Zentral-Röntgeninstitut des Katharinenhospitals
der Stadt Stuttgart, Kriegsbergstraße 60,
7000 Stuttgart 1

ISBN-13:978-3-642-67233-0   e-ISBN-13:978-3-642-67232-3
DOI: 10.1007/978-3-642-67232-3

Cip-Kurztitelaufnahme der Deutschen Bibliothek. *Müller, Karl-Heinrich Günter:* Lymphographie: Anatomie, Technik, Diagnostik / K.-H. Günter Müller. Geleitw. von Friedrich Heuck. – Berlin, Heidelberg, New York: Springer, 1979.

2122/3140–5 4 3 2 1 0

Geleitwort

Mit Einführung und Weiterentwicklung der Lymphographie als diagnostische Spezialmethode der medizinischen Radiologie sind die Voraussetzungen für die
Erkennung topographischer, normal-anatomischer und
pathologisch-morphologischer Befunde des Lymphsystems im lebenden Organismus des Menschen geschaf-
fen worden. Zunächst können nur solche Abschnitte des
Lymphsystems erfaßt werden, die nach dem gegenwärti-
gen Entwicklungsstand der Methode der direkten Lymphographie zugänglich sind, doch werden durch phar-
mazeutische und klinische Forschung Verbesserungen
und Erweiterungen der direkten und indirekten Lymphographie angestrebt. Für den Nachweis von Metastasen muß sich der Einsatz dieser radiologischen Spezial-
diagnostik gegenwärtig auf solche Tumoren beschränken, deren regionale Tochtergeschwülste im Lymphsystem erreichbar sind. Das Anliegen dieses von meinem
Mitarbeiter Dr. K.-H. Günter Müller zusammengestell-
ten Leitfadens der Lymphographie ist es, die Methodik,
den Informationswert und die differentialdiagnostischen Grenzen des Untersuchungsverfahrens kurz und
übersichtlich darzulegen. Die Zusammenstellung stützt
sich auf etwa 3000 Lymphographien, Kontrollen und
Verlaufsbeobachtungen bei den verschiedenartigsten
Erkrankungen des Lymphsystems sowie auf die Erfah-
rungen, die unser Arbeitskreis und insbesondere Herr
Dr. K.-H. Günter Müller – in enger Zusammenarbeit
mit allen Fachkliniken unseres Hauses und zahlreichen
Krankenhäusern im mittleren Neckarraum – bei kriti-
schem Vergleich der radiologischen und histopathologi-
schen Befunde sammeln konnte.
  Diese für die klinische Onkologie besonders wichtige
Untersuchungsmethode in der Diagnostik von Systemerkrankungen und Metastasen des Lymphsystems
sollte jedem Arzt bekannt sein. Das Buch unterrichtet
über die Indikationsstellung und den Aussagewert der

Lymphographie. Es soll gleichzeitig dazu beitragen, die Verständigung zwischen dem Radiologen und dem in der Praxis oder Klinik tätigen Arzt zu erleichtern. Ein besonderes Verdienst des Verfassers ist es, die Voraussetzungen für eine kritische Wertung der Lymphographie aufgezeigt zu haben, um ungerechtfertigten und übertriebenen Erwartungen in die bisher möglichen Aussagen der Lymphographie vorzubeugen. Die sehr gute Ausstattung des Buches mit Abbildungen und Skizzen trägt wesentlich zur Erreichung dieses Zieles bei. Vonseiten des Springer-Verlages wurde dankenswerterweise jede Hilfe gewährt, um eine entsprechend hohe Qualität der Wiedergabe von Abbildungen und Text zu gewährleisten. Mögen dieser Einführung in die Lymphographie dadurch Erfolg und Anerkennung beschieden sein, daß sie mithilft, die Verständigung unter den verschiedenen Fachgebieten der Medizin und damit die Diagnostik und Therapie bei den sich uns anvertrauenden Patienten zu verbessern.

Stuttgart, Januar 1979   F. HEUCK

Vorwort

Die eindeutige Zunahme der Erkrankungen des Lymphsystems sowie der metastasierenden Tumoren in den
letzten Jahren hat in Klinik und Praxis zu einem
vermehrten Interesse an der lymphographischen Diagnostik und ihrer Aussagekraft geführt.

Dem in der Praxis tätigen Kollegen soll eine Hilfe an
die Hand gegeben werden, die Indikation zur Lymphographie sinnvoll und kritisch zu stellen. Den mit der
Lymphographie beschäftigten Kollegen will diese kurze
Monographie eine erste Orientierung bieten und
Grundlagen in der Beurteilung und Nomenklatur ver-
mitteln.

Inhaltsverzeichnis

X

1 Historischer Überblick

Die erste überlieferte Beschäftigung des Menschen mit Lymphgefäßen lesen wir bei HEROPHILOS (ca. 300–250 v. Chr.). Er beschrieb mesenteriale Lymphgefäße, die er ebenso wie ERASISTRATOS (ca. 300–250 v. Chr.) bei der Vivisektion beobachtete. GALENOS VON PERGAMON (130–200 n. Chr.) beschrieb Struktur, Funktion und Pathologie der abdominellen Lymphgefäße; diese Beschreibungen haben die medizinischen Kenntnisse bis zum 16. Jahrhundert bestimmt.

Das 17. Jahrhundert steht im Zeichen der Entdeckung des Blutkreislaufes und Lymphstromes. Erste „modernere" Aspekte des abdominellen Lymphgefäß-Systems gehen auf ASELLI zurück, der die intestinalen Lymphgefäße als „Vasa lactea" bezeichnet, als venenartige mit Klappen versehene Gebilde, deren Funktion seiner Meinung nach darin besteht, den verdauten Nährsaft aus dem Darm in die Leber zu transportieren, wo er in Blut umgewandelt wird. Die Funktion der Klappen, die einen Rückfluß verhindern, war ihm ebenfalls bekannt.

PEIRESE bestätigte 1627 ASELLIS Befunde am Menschen. 1647 folgt die Beschreibung des Ductus thoracicus und der Cisterna chyli durch PECQUET (1622–1674) aus Montpellier. Die Entdeckung PECQUETS, die Einmündung des Ductus thoracicus in das venöse System, ließ ASELLIS Befunde aus einer anderen Sicht betrachten. Die Untersuchungen von RUDBECK (1630–1702) und BARTHOLNI (1616–1680) zeigten, daß das Lymphgefäß-System als zusätzliches Zirkulationsorgan zu gelten hat und daß die peripher in den Organen gebildete Lymphe über den Ductus thoracicus dem Blutkreislauf wieder zugeführt wird.

RUDBECK veröffentlichte seine Resultate 1653 in der Schrift: „Nova exercitatio anatomica, exhibiens ductus hepaticos aquosos, et vasa glandularum serosa nunc primum inventa aeneisque figuris delineata ab Olao Rudbeck sueco."

Die Bezeichnung Lymphgefäße (vasa lymphatica) geht auf BARTHOLINI, Professor für Anatomie in Kopenhagen, zurück.

Neue anatomische Kenntnisse verdanken wir LIEBERKUEHN, der das Lymphgefäß-System erstmals auch mikroskopisch untersuchte.

Den wesentlichen funktionellen Beitrag dieser Zeit lieferten HUNTER und CRUICKSHANK, indem sie erstmals auf die Transportfunktion des Lymphgefäß-Systems hinwiesen.

Im 19. Jahrhundert zeigte LUDWIG, daß es möglich ist, subkutan gelegene Lymphgefäße zu kanülieren, Lymphe zu gewinnen und die Bahnen mit Berliner Blau anzufärben. LUDWIG wies weiter auf Filtrationsmechanismen, die Austauschvorgänge im Bereich der Kapillaren regeln, hin. Gegen Ende des 19. Jahrhunderts wiesen HEIDENHAIN, LUDWIG und STARLING eine höhere Konzentration von Zucker und Natriumchlorid in der Lymphe als im Blut nach. Weiterhin konnte STARLING das noch fehlende Glied LUDWIGS Filtrationshypothese – den kolloidosmotischen Druck der Plasmaproteine – weiter aufklären.

In unserem Jahrhundert konnte die von STARLING eingeleitete Entwicklung weitergeführt werden, vor allem biochemische und elektronenmikroskopische Untersu-

chungen haben dazu beigetragen, die Vor-
stellungen über das Lymphgefäß-System
zu erweitern.

Nach der Einführung der Röntgenun-
tersuchung des arterio-venösen Systems
unter Anwendung von Kontrastmitteln
wandte man sich ähnlichen Untersuchungen beim lymphatischen System zu. MON-
TEIRO injizierte 1938 Thorotrast in
Lymphknoten und stellte diese und ihre
kommunizierenden Lymphgefäße röntgenologisch dar. ZHDANOV (1932) spritzte
das Kontrastmittel direkt in die Lymphka-
näle von Versuchstieren und menschlichen
Leichen.

PFAHLER (1932), auf der Suche nach dem
Infektionsherd bei einem Patienten mit
Lymphadenopathie, injizierte Lipiodol in
den Sinus maxillaris; 10 Wochen später
waren die Lymphbahnen der Umgebung
klar zu sehen.

Grundlegende Beiträge zur modernen
Vorstellung von Lymphe, Lymphgefäßen
und Lymphgewebe stammen von DRINKER
aus der Zeit von 1931–1942. Indirekte
Lymphographie beim Versuchstier wand-

ten MENVILLE und ANE (1932), PRIVESZ
(1948), RUSZNYAK (1950), SERVELLE (1951),
ARNULF et al. (1954), COLLETTE und TONS-
SAINT (1955), VACHTEL (1955), DURANTEAU
(1955), CONTI et al. (1955), PROUX und
LEGER (1956) sowie COLIN (1958) an.

Die erste klinisch brauchbare Methode
zur röntgenologischen Darstellung von
Lymphgefäßen veröffentlichte KINMONTH
(1954). Sie wurde durch COLLETTE et al.
(1955, 1957, 1958) sowie LEHNHARDT und
COLIN (1956/1957) erweitert. Erst durch die
Einführung der öligen Kontrastmittel
durch HRESHCHSHYN und SHENAN (1960)
konnte mit der Lymphographie eine Verfeinerung differentialdiagnostischer Kriterien erreicht werden.

Durch die Verbreitung der Darstellung
des Lymphsystems in den letzten Jahren
konnte 1961 in Turin das erste internatio-
nale Symposion über Lymphadenographie
abgehalten werden. Dort wurden verschiedene Methoden und ihre praktische Bewer-
tung unter normalen und pathologischen
Verhältnissen vorgestellt.

2 Entwicklung des Lymphgefäßsystems

Das Lymphgefäß-System entwickelt sich später als die Blutgefäße. Etwa im 2. Embryonalmonat lassen sich die ersten Anlagen von Lymphsäcken, -knoten und -gefäßen nachweisen.

Eine ausführliche Monographie über die Entwicklung des Lymphsystems stammt von SABIN (1909).

In der Nähe der Vena jugularis interna entsteht zuerst ein paariger Saccus lymphaticus jugularis. Bei 13 mm großen Foeten lassen sich schon der links und rechts angelegte Sinus lymphaticus ischiadicus in der Nähe der Vena ischiadica, sowie zwischen den beiden Nebennieren am Mesenterialansatz der Saccus lymphaticus retroperitonealis abgrenzen. Etwa zur gleichen Zeit entwickelt sich in Höhe des 1.–3. Lendenwirbels die Cysterna chyli.

Im Laufe der Entwicklung besteht zwischen den angelegten Lymphsäcken eine Verbindung mit den zugehörigen Venen (Abb. 1). Während die Verbindung des Saccus lymphaticus jugularis mit der Jugularvene beidseits erhalten bleibt, bilden sich die übrigen lympho-venösen Verbindungen wieder zurück. Durch Sproßbildung des Saccus lymphaticus jugularis sinister kommt es zur Verbindung mit der Cisterna chyli und später auch mit den anderen Lymphsäcken, dadurch entsteht der Ductus thoracicus. Beim vollentwickelten Lymphsystem haben nur die beiden größten Lymphgefäße (Truncus lymphaticus dexter und Ductus thoracicus) an der Einmündungsstelle der Vena jugularis interna in die Vena brachiocephalica eine Verbindung zur venösen Blutbahn.

Die Weiterentwicklung der primär angelegten Lymphsäcke erfolgt durch starke Sprossung und Umbildung des neugebildeten Bindegewebes in primäre Lymphkno-

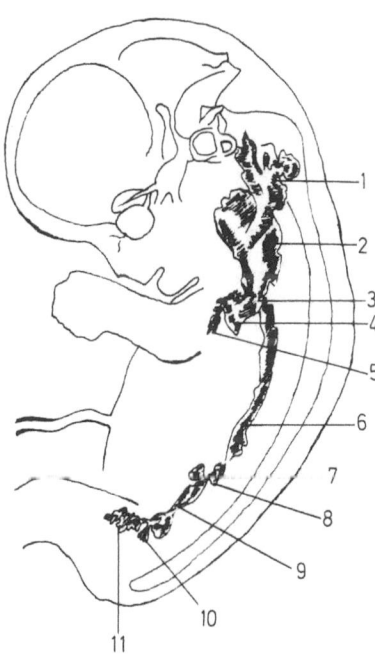

Abb. 1. Entwicklung des Lymphsystems (nach SABIN) bei einem 2 Monate alten Embryo
1 Vasa lymph. sup.
2 Sac. lymph. jug.
3 Sac. lymph. subclav.
4 Lymphknoten
5 Vasa lymph. prof.
6 Ductus thoracicus
7 Sac. lymph. retroperit.
8 Cisterna chyli
9 Sac. lymph. post.
10 Lymphknoten
11 Vasa lymph. sup.

3

tengruppen. Hierbei entwickeln sich eine paarige jugoaxilläre und inguinale sowie retroperitoneale Lymphknotengruppe. Die primären Lymphknotengruppen werden in sekundäre verwandelt, indem immer weitere Lymphknoten aus sprossenden Lymphgefäßen und Bindegewebe entstehen.

3 Das Lymphgefäßsystem

Lymphgefäße nennt man die anatomisch durch einfache Präparation oder nach vorheriger Injektion mit farbiger Flüssigkeit darstellbaren feinen Gefäße, in denen die Lymphe aus den Geweben dem Venensystem zugeführt wird. Die peripheren Lymphgefäße sind nicht dicker als ein Haar und behalten ihr Kaliber auf der ganzen Strecke bis zu den Lymphknoten, in deren Randsinus sie einmünden, fast unverändert bei. Erst die großen Sammelstämme werden weiter als 2–3 mm. Im Gegensatz zu den peripheren Blutgefäßen sind die Lymphgefäße nicht verästelt. Sie gehen vielfach Anastomosen untereinander ein ohne Kaliberänderung. Besonders an den Extremitäten findet man die Lymphgefäße in gleicher Stärke verlaufend. Ihre Wand ist ähnlich wie bei den kleinen Venen gebaut, sie ist dünner und besteht oft nur aus Endothel und einer dünnen Hülle kollagener und elastischer Fasern. Bei der Präparation sind die Lymphgefäße erstaunlich zugfest und zerreißen ähnlich feiner Nerven mit einem feinen Ruck.

Die Lymphgefäße sind Abflüsse aus feinen Netzen von Kapillaren, die ähnlich den Blutkapillaren von mikroskopischer Größenordnung in den Organen zu finden sind. Sie sind einfache Endothelröhren und zeigen in jedem Organ besondere Anordnung. In ihren Anfangsteilen sind sie wie Blutkapillaren klappenlos. Die eigentlichen Lymphgefäße haben zahlreiche Klappen, die den Lymphstrom venenwärts richten. Es sind jeweils zwei Taschenklappen mit Ausbuchtung der Wand, die im Abstand von wenigen Millimetern, selten 1 cm und mehr, aufeinander folgen und einem gestauten Lymphgefäß perlschnurartiges Aussehen verleihen.

Die Lymphgefäße der ganzen unteren Körperhälfte einschließlich aller Bauch- und Beckenorgane werden am Hiatus aorticus des Zwerchfells zu einem gemeinsamen Stamm vereinigt, dem Ductus thoracicus, die aus den übrigen Körperteilen nahe der Einmündung in die Venen zu den Trunci lymphacei. Die Einmündung erfolgt ausschließlich im Angulus venosus dexter und sinister, also rechts und links von der Stelle des Zusammenflusses von Vena jugularis interna und Vena subclavia. Ausnahmsweise mag wohl einmal ein Lymphgefäß auch selbständig in eine periphere Vene münden. Mit seltenen Ausnahmen mündet jedes Lymphgefäß nach kürzerem oder längerem Verlauf in einen Lymphknoten ein, der mit seinem retikuloendothelialen Apparat gelöste Stoffe und korpuskuläre Elemente aus der Lymphe zu entnehmen vermag. Jeder Lymphknoten ist für eine ganze Anzahl von Lymphgefäßen die gemeinsame Einmündung. Meist sind mehrere solche Abwehreinrichtungen hintereinander in die Lymphbahnen eingeschaltet. Eine größere Zahl von Lymphgefäßen tritt als Vasa afferentia unter Durchbohrung der bindegewebigen Kapsel in den Lymphknoten ein und ergießt die Lymphe in den Randsinus. Von hier aus durchläuft diese die Marksinus und wird durch mehrere Vasa efferentia (höchstens etwa halb soviel wie Vasa afferentia) zum nächsten Lymphknoten oder zu den größeren Lymphstämmen weitergeleitet. Die Vasa efferentia treten meist am Hilus des

Lymphknotens aus, der Stelle, wo die ernährenden Blutgefäße ein- und austreten. Für die Durchführung der peripheren Lymphographie ist die Kenntnis der ersten Lymphknoten, welche in die Lymphbahnen eines Körpergebietes oder Organes eingeschaltet sind, wichtig. Man nennt diese ersten Lymphknoten die regionären Lymphknoten des betreffenden Gebietes. Bei aller Variabilität des Verlaufes und der Anordnung der einzelnen Lymphgefäße ist ihre Einmündung in bestimmte Lymphknoten, damit deren Zugehörigkeit zu bestimmten Körperregionen verhältnismäßig konstant. Die Lymphknoten sind an bestimmten Stellen des Körpers konzentriert, z. B. in der Achselhöhle und Leistenbeuge, und jede dieser Gruppe von Lymphknoten hat ihr bestimmtes Quellgebiet. In den Lymphknoten, besonders in den regionären, wird die Zahl der Lymphgefäße erheblich verringert. Die Bildung der großen Lymphstämme kommt also nicht durch Zusammenfluß der einzelnen Lymphstämme zustande wie bei den Venen. Die Vereinheitlichung der Lymphbah-

nen geschieht vielmehr durch die Lymphknoten. So münden alle Lymphgefäße der unteren Extremität und der Rumpfwand bis zum Nabel in ihre regionären oberflächlichen Lymphknoten in der Leistenbeuge. Die an Zahl sehr viel geringeren Vasa efferentia dieses ganzen Komplexes treten zu mehreren in je einen tiefen Leistenlymphknoten ein. Wieder ist die Zahl der abführenden Gefäße geringer. Sie wird weiter verringert durch die an den Vasa ilica gelegenen Lymphknoten, in die nun auch Lymphgefäße aus den Beckenorganen eintreten.

Obwohl also immer neue Lymphgefäße hinzukommen, wird ihre Zahl beim Durchtritt durch die Lymphknoten immer mehr verringert, sozusagen gerafft. Immer ist jenseits des Lymphknotens die Zahl der Lymphgefäße geringer als diesseits. So ergibt sich am Schluß der ganzen Kette der iliacalen und lumbalen Lymphknoten schließlich jederseits ein Truncus lumbalis. Und ebenso entsteht in der Wurzel des Mesenteriums neben der Arteria coeliaca der unpaare Truncus intestinalis, im kra-

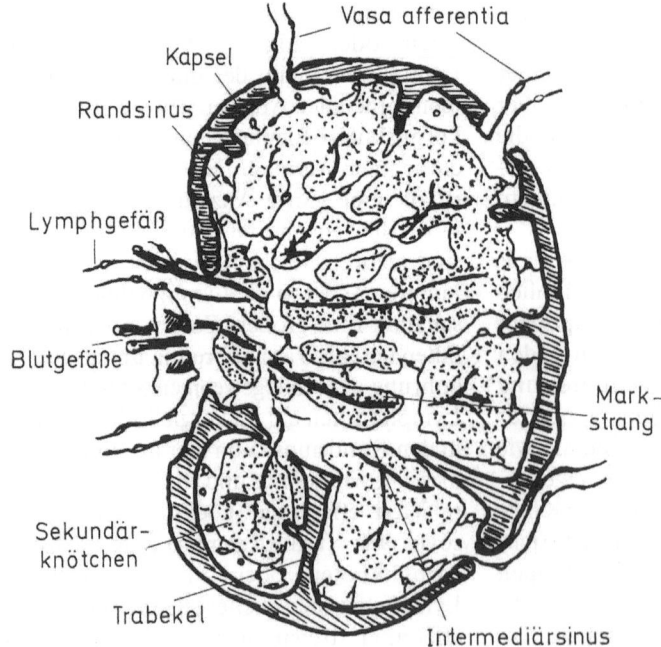

Abb. 2. Querschnitt durch einen Lymphknoten (schematische Darstellung)

nialen Abschnitt des Mediastinums beidseits die Trunci mediastinales, auf der Vena subclavia der Truncus subclavius und auf dem Musculus scalenus ventralis der Truncus jugularis. Die beiden Trunci lumbales und der Truncus intestinalis treten neben und dorsal von der Aorta in Höhe des Hiatus aorticus zum Ductus thoracicus zusammen, der auch noch die Trunci mediastinales sinistri aufnimmt und den größten aller Lymphstämme darstellt. Er ist etwa 4 mm dick, die übrigen Trunci etwa 2 mm. Abbildung 2 zeigt einen Querschnitt durch einen Lymphknoten.

3.1 Einzugsgebiete der Lymphknoten

Tabelle 1. Lymphknoten mit zugehörigen Körpergebieten

Lymphonodi	Lage	Wurzelgebiet	Abfluß
Occipitales	Über dem Ansatz des Trapezius	Haut der Hinterhaupt- und oberen Nackengegend	Lnn. cervicales profundi
Retroauriculares	Hinter der Ohrmuschel	Hinterfläche der Ohrmuschel, benachbarte Kopfhaut	desgl.
Praeauriculares (Auriculares anteriores et parotidici)	Vor dem Ohr an und in der Parotiswurzel	Vorderteil der Ohrmuschel, Nasenwurzel, Lider, Parotis	desgl.
Submandibulares	An der Gland. submandibularis	Lippen, äußere Nase, Wangen, mediale Lidabschnitte, Zähne, Zahnfleisch, Zunge, Mundboden, Wangenschleimhaut	desgl.
Submentales	Unter dem Kinn	Lippen (mittlerer Teil), Zahnfleisch, Zungenspitze	desgl.
Cervicales superficiales craniales	Auf dem Sternocleidomastoideus, nahe dem Kieferwinkel	Ohr, Parotis, Gegend des Kieferwinkels, vordere Halsgegend, Nacken (bis zur Mitte)	desgl.
Cervicales superficiales craniales	Im seitlichen Halsdreieck	Hinterhaupt, Nacken (bis Mitte), seitliche Halsgegend	desgl.
Cervicales profundi et caudales (supraclaviculares)	Längs der Vena jugularis interna	Isthmus faucium, Tonsillen	Truncus jugularis
Cervicales anteriores (infrahyoidei, praelaryngei, praetracheales)		Kehlkopf, Schilddrüse, Trachea, Pharynx	Lnn. supraclaviculares

Tabelle 1 *(Fortsetzung)*

Lymphonodi	Lage	Wurzelgebiet	Abfluß
Axillares superficiales	Präfaszial in der Achselhöhle	Unterer Teil des Nackens, obere Extremität, Brust- und Rückenhaut von Clavicula bis Nabelhöhe, Brustdrüse	Lnn. axillares profundi et subclaviculares
Axillares profundi et subclaviculares (pectorales)	An Gefäßen der Achselhöhle (Pectoralisrand)	Vasa efferentia der vorigen (Pleura costalis)	Truncus subclavius bzw. jugularis
Cubitales superficiales	Präfaszial an V. basilica oberhalb Epicondylus medialis	Ulnare Haut des Unterarmes	Lnn. axillares profundi
Cubitales profundi	Tiefe der Ellenbeuge	Knochen, Gelenke, Muskeln des Unterarmes und der Hand	Lnn. axillares profundi
Sternales	Längs der Vasa thor. (mammaria) int.	Haut neben der Mittellinie, Brustdrüse, Zwerchfell	Truncus sternalis
Mediastinales anteriores	Unter dem Sternum im ventralen Mediastinum	Herz, Thymus	Tr. mediastinalis anterior
Mediastinales posteriores	Neben der Aorta	Ösophagus, Lungen	Tr. mediastinalis post.
Paratracheales, Bronchiales (Tracheales, tracheobronchiales, broncho-pulmonales)	Längs der Luftröhre und ihrer Verzweigungen	Unterer Teil der Trachea, Bronchi, Lunge, Herz, Ösophagus	desgl.
Inguinales superficiales	Präfaszial in der Leistenbeuge	Rumpfwand unterhalb Nabelhöhe, Gesäßgegend, Damm, äußeres Genitale, Lig. teres ut., untere Extremität	Lnn. inguinales profundi
Inguinales profundi	An der A. femoralis in der Fossa ovalis und der Lacuna vasorum	Vasa efferentia der vorigen	Lnn. ilici
Poplitei	Oberflächlich und tief in der Kniekehle	Haut und tiefe Teile der Wade	Lnn. inguinales profundi
Mesenterici	Mesenterium des Dünndarms	Dünndarm	Lnn. mesenterici in der Radix mesenterii, coeliaci
Mesocolici	Mesenterium des Kolons	Dickdarm	desgl.
Gastrici craniales et caudales	Kleine und große Kurvatur des Magens	Magen	Lnn. coeliaci

8

Tabelle 1 *(Fortsetzung)*

Lymphonodi	Lage	Wurzelgebiet	Abfluß
Pancreatico-lienales (lienales, pancreatici cran. et caud., pancreatico-duodenales)	Hilus der Milz, oberer, unterer Rand und Kopf des Pankreas	Milz, Pankreas, Duodenum, Lungen	Lnn. coeliaci
Hepatici	Lig. hepatoduodenale	Leber, Gallenblase, Pylorus, Duodenum, Pankreaskopf	desgl.
Haemorrhoidales medii et cran.	An A. rectalis (haemorrhoid.) cran.	Oberer Teil des Rektum	Lnn. mesenterici, in der Radix mesenterii, et coeliaci
Anorectales	Seitenfläche des Rektum	Rektum	Lnn. haemorrhoidales craniales
Vesicales	Seitlich und vorn an Harnblase, am Lig. vesico-umbilicale lat.	Harnblase	Lnn. hypogastrici et ilici
Sacrales	Vor dem Os sacrum	Rektum, Prostata	Lnn. hypogastrici et aortici
Hypogastrici	Seitliche Beckenwand, an A. hypogastrica und ihren Ästen	Vagina, Uterus, Prostata, Gland. vesiculosae, Harnblase	Lnn. ilici et aortici
Ilici	Längs A. ilica ext. et communis	Vasa efferentia der tiefen Leistenknoten, außerdem Penis, Klitoris, unterer Teil der Vagina, Harnblase	Lnn. lumbales
Lumbales	Lateral von der Aorta und der Vena cava caud.	Vasa efferentia der Lnn. hypogastrici et ilici	Truncus lumbalis
Aortici	Ventral von der Aorta und der V. cava caud.	Vasa efferentia der Lnn. sacrales, hypogastrici, außerdem Nieren, Nebennieren, Hoden, Ovarien, Tubae uterinae	Truncus lumbalis
Coeliaci (craniale Gruppe der Lnn. aortici)	Umgebung der A. coeliaca	Vasa efferentia der Lnn. gastrici, pancreatici, pancreatico-lienales, mesenterici, mesocolici	Truncus intestinalis

3.2 Abflußgebiete der Lymphknoten

Tabelle 2. Körpergebiete und Organe mit ihren regionären Lymphknoten

Körpergegend	Regionäre Lymphknoten	Weitere Lymphknoten
Kopfhaut		
Stirn, Schläfe, Scheitel, Wange, Gegend hinter dem Ohr	Lnn. praeauriculares, parotidici, retroauriculares, cervicales superfic. et prof.	Lnn. cervicales prof.
Hinterhaupt	Lnn. occipitales, cervicales superfic. caudales	desgl.
Haut des Halses	Lnn. cervic. superfic. craniales et caudales	desgl.
Auge		
Lider, Konjunktiva, medialer Abschnitt	Lnn. submandibulares	desgl.
lateraler Abschnitt	Lnn. parotidici	desgl.
Bulbus	fehlen	
Gehirn	fehlen	
Ohr		
Äußeres Ohr, Gehörgänge, Trommelfell (äußere Fläche)	Lnn. praeauriculares, parotidici, retroauriculares, cervicales profundi cran.	desgl.
Tuba auditiva	Lnn. retropharyngici	desgl.
Nase		
Äußere Nase, Nasenwurzel,	Lnn. parotidici	desgl.
Nasenrücken und Nasenflügel	Lnn. submandibulares, cervicales superfic.	desgl.
Schleimhaut, vorderer Abschnitt	Lnn. submandibulares, cervicales superfic.	desgl.
Übrige Schleimhaut und Nebenhöhlen	Lnn. retropharyngici, cervicales prof. cran.	desgl.
Wangenhaut	Lnn. submentales, submandibulares, cervicales superficiales	desgl.
Mund		
Schleimhaut	Lnn. submandibulares, cervicales superfic. cran.	desgl.
Lippen	Lnn. submentales, submandibulares	desgl.
Zahnfleisch und Zähne	Lnn. submentales, submandibulares, cervicales superfic. et prof.	desgl.
Gaumen, Isthmus faucium, Tonsillen	Lnn. cervicales profundi cran.	desgl.
Zunge, Mundboden, Gl. sublingualis	Lnn. submentales (nur für Zungenspitze), cervicales superfic. et prof. cran. (für Zunge ausnahmsweise auch Lnn. supraclaviculares)	desgl.

Tabelle 2 *(Fortsetzung)*

Körpergegend	Regionäre Lymphknoten	Weitere Lymphknoten
Gl. parotis	Lnn. parotidici	Lnn. cervicales prof.
Gl. submandibularis	Lnn. submandibulares	desgl.
Kiefergelenk	Lnn. praeauriculares, parotidici, cervicales prof. cran.	desgl.
Pharynx		
Tonsilla pharyngica	Lnn. retropharyngici, cervicales prof. cran.	desgl.
Larynx		
Epiglottis, Aditus laryngis	Lnn. infrahyoidei, cervicales prof. cran.	desgl.
Oberhalb Rima glott.	Lnn. cervicales prof. cran.	desgl.
Unterhalb Rima glott.	Lnn. praelaryngei, prae- et paratracheales	Lnn. cervicales prof. caud., mediastinales ventr. (supremi)
Trachea	Lnn. praelaryngici, prae- et paratracheales, cervical. prof. caud. (supraclavicul.)	Lnn. cervicales prof. caud., mediastinales ventr. (supremi)
Gl. thyreoidea	Lnn. praelaryngici, prae- et paratracheales, cervicales prof. cran. et caud. (supraclavic.)	Lnn. cervicales prof., mediastinales ventrales (supremi)
Nackenhaut		
Obere Hälfte	Lnn. occipitales, cervicales superficiales caudales	Lnn. cervicales prof.
Untere Hälfte (bis Vertebra prominens)	Lnn. axillares superfic.	Lnn. axillares prof.
Obere Extremität		
Haut		
1. und 2. Finger und radialer Teil der Hand	Lnn. axillares superficiales	desgl.
3.–5. Finger	Lnn. axillares superficiales	desgl.
und ulnarer Teil der Hand	Lnn. cubitales superficiales	desgl.
Unterarm		
radial	Lnn. axillares superficiales	desgl.
ulnar	Lnn. axillares superficiales, cubitales superficiales	desgl.
Oberarm und Schulter	Lnn. axillares superficiales	desgl.
Sehnenscheiden		
Finger	wie Haut	desgl.
Vola und Dorsum	wie Haut, dazu Lnn. cubitales prof.	desgl.
Knochen, Periost		
Hand	wie Haut	desgl.
Unterarm	Lnn. cubitales prof., axill. prof.	desgl.
Oberarm	Lnn. axillares prof.	desgl.

Tabelle 2 *(Fortsetzung)*

Körpergegend	Regionäre Lymphknoten	Weitere Lymphknoten
Gelenke		
Fingergelenke	wie Haut	Lnn. axillares prof.
Handgelenk	Lnn. cubit. prof.	desgl.
Ellenbogengelenk	Lnn. axillares prof.	desgl.
Schultergelenk	Lnn. axillares prof.	desgl.
Brust		
Brustwand		
Haut	Lnn. axillares superficiales, sternales	Lnn. axillares prof., supraclaviculares
Mamma	Lnn. axillares superficiales, sternales (Vierter Intercostalraum), subpectorales, subclaviculares	Lnn. axillares prof., cervicales prof. (supraclaviculares)
Sternoclaviculargelenk	Lnn. cervicales prof. (supraclaviculares), axillares prof. (subclaviculares), mediastinales ant.	desgl.
Mm. pectorales	Lnn. axillares prof. (subpectorales), sternales, supraclaviculares	Lnn. axillares prof. (subclaviculares)
Zwerchfell	Lnn. sternales (supradiaphragmatici), mediastin, dors., coeliaci, lumbales (cran.)	desgl.
Pleura parietalis	Lnn. intercostales, sternales, mediastinales	Ductus thoracicus.
Pleura visceralis	Lnn. bronchopulmonales	Tr. mediastinalis dors.
Lungen	Lnn. bronchopulmonales, tracheobronchiales, mediastin. dors., pancreaticoduodenales (!)	Lnn. paratracheales, mediastinales, supraclaviculares, coeliaci
Herz		
Rechte Hälfte	Lnn. mediastinales ventr.	Lnn. mediastinales
Linke Hälfte	Lnn. mediastinales ventr., bronchopulmonales	desgl.
Perikard	Lnn. mediastinales	desgl.
Thymus	Lnn. mediastinales ventr.	Lnn. mediastinales ventr. (supremi)., supraclaviculares
Ösophagus		
Oberes Drittel	Lnn. cervicales prof., paratracheales	Lnn. cervicales prof. (supraclaviculares)
Mittleres Drittel	Lnn. tracheobronchiales, mediastinales dors.	Lnn. paratracheales, mediastinales
Unteres Drittel	Lnn. gastrici cran. (cardiaci)	desgl.
Bauchwand		
Haut oberhalb Nabel	Lnn. axillares superficiales, sternales	Lnn. axillares prof., supraclaviculares

Tabelle 2 *(Fortsetzung)*

Körpergegend	Regionäre Lymphknoten	Weitere Lymphknoten
Haut unterhalb Nabel	Lnn. inguinales superficiales	Lnn. inguinales prof.
Nabelhaut	Lnn. inguinales superficiales	Lnn. inguinales prof.
Nabeltiefe	Lnn. epigastrici caud. (an Vasa epigastrica caud.), sternales	Lnn. ilici, supraclaviculares
Muskeln oberhalb Nabel	Lnn. sternales	Lnn. supraclaviculares
unterhalb Nabel	Lnn. epigastrici caud.	Lnn. ilici
Peritoneum parietale		
oberhalb Nabel	Lnn. sternales	Lnn. supraclaviculares
unterhalb Nabel	Lnn. epigastrici caud.	Lnn. ilici
Magen	Lnn. gastrici cran. et caud.	Lnn. pancreaticolienales, hepatici, coeliaci
Duodenum	Lnn. pancreatici cran., pancreatico-duodenales	Lnn. coeliaci
Jejunum, Ileum	Lnn. mesenterici	Lnn. coeliaci
Coecum	Lnn. mesenterici (prae- et retrocaecales)	Lnn. mesenterici, ileocaecales (an A. ileocaecalis), coeliaci
Proc. vermiformis	Lnn. mesenteriales (appendiculares et ileocaecales)	Lnn. mesenterici, coeliaci
Kolon	Lnn. mesocolici	Lnn. coeliaci
Leber	Lnn. hepatici, pancreatici cran., gastrici cran. (cardiaci), sternales, mediastinales ventr. et dors.	Lnn. coeliaci, mediastinalis, supraclaviculares
Gallenblase	Lnn. pancreatici cran.	Lnn. coeliaci
Pankreas	Lnn. pancreaticolienales, pancreatico-duodenales, hepatici, gastrici cran., mesenterici, mesocolici, aortici	desgl.
Milz	Lnn. lienales	Lnn. pancreaticolienales, coeliaci
Niere	Lnn. aortici	Lnn. coeliaci
Ureter	Lnn. aortici, ilici, hypogastrici	Lnn. coeliaci, lumbales
Nebenniere	Lnn. aortici, mediastinales dors. caud.	Lnn. coeliaci, mediastinales dors.
Becken		
Harnblase	Lnn. vesicales	Lnn. hypogastrici, ilici, lumbales
Harnröhre	Lnn. ilici, hypogastrici	Lnn. lumbales
Prostata	Lnn. vesicales, ilici, hypogastrici, sacrales, haemorrhoidales	Lnn. ilici, lumbales, aortici
Samenblase und Ductus deferens	Lnn. hypogastrici	Lnn. ilici, lumbales
Hoden und Nebenhoden	Lnn. aortici	Lnn. coeliaci, lumbales

Tabelle 2 *(Fortsetzung)*

Körpergegend	Regionäre Lymphknoten	Weitere Lymphknoten
Uterus	Lnn. hypogastrici, aortici, sacrales, haemorrhoidales (?) auch Lnn. inguinales superficiales (via Lig. teres)	Lnn. ilici, lumbales, aortici
Vagina	Lnn. ilici, hypogastrici, anorectales	Lnn. lumbales, aortici
Tuba uterina, Ovarium	Lnn. aortici	Lnn. coeliaci, lumbales
Rektum	Lnn. anorectales, haemorrhoidales	Lnn. aortici, lumbales, coeliaci
Anus	Lnn. inguinales superficiales	Lnn. inguinales prof.
Beckenwand		
Penis, Klitoris, Haut	Lnn. inguinales superficiales	Lnn. inguinales prof., ilici, lumbales
Corpora cavernosa	Lnn. inguinales superficiales, ilici	desgl.
Scrotum, Vulva, Perineum, Glutealgegend	Lnn. inguinales superficiales	Lnn. inguinales prof., ilici, lumbales
Untere Extremität		
Haut		
Unterschenkel (Vorderfläche), Zehen und Fuß	Lnn. inguinales superficiales	Lnn. inguinales prof., ilici, lumbales
Wade	Lnn. poplitei, inguinales superficiales	desgl.
Oberschenkel	Lnn. inguinales superficiales	desgl.
Sehnenscheiden	Lnn. poplitei, inguinales	Lnn. ilici, lumbales
Gelenke	prof.	
Zehen und Fuß	Lnn. inguinales superficiales	Lnn. inguinales prof., ilici, lumbales
Knöchelgelenk	Lnn. poplitei, inguinales prof.	desgl.
Knie	Lnn. poplitei	desgl.
Hüfte	Lnn. inguinales prof., hypogastrici, ilici	desgl.
Knochen und Muskeln		
Zehen, Fuß	Lnn. inguinales superficiales et prof., poplitei	Lnn. ilici, lumbales
Unterschenkel	Lnn. poplitei, inguinales prof.	desgl.
Oberschenkel	Lnn. inguinales prof., hypogastrici	desgl.

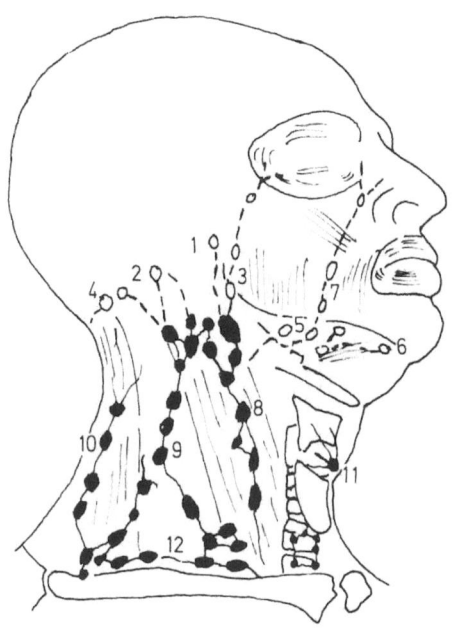

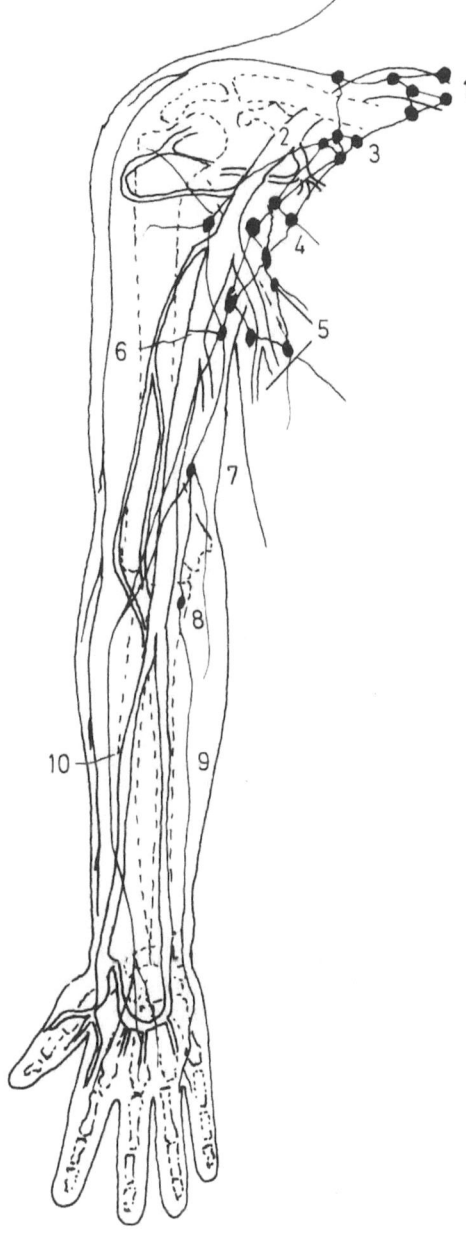

Abb. 3. Lymphknoten des Gesichts und der Halsregion (schematische Darstellung)

1 Lnn. retropharyngici
2 Lnn. retroauriculares
3 Lnn. parotidici
4 Lnn. occipitales
5 Lnn. submandibulares
6 Lnn. submentales
7 Lnn. sublinguales
8 Lymphknoten der Kette der Vena jugularis interna
9 Lymphknoten der Kette des Nervus accessorius
10 Tiefe mediale Halslymphknoten
11 Lnn. praelaryngeales, praethyreoidales, praetracheales, paratracheales
12 Lnn. supraclaviculares

Abb. 4. Lymphknoten des Armes (schematische Darstellung)

1 Lnn. supraclaviculares
2 Arteria axillaris
3 Lnn. infraclaviculares
4 Lnn. axillares profundi
5 Lnn. axillares superficiales (brachiales, intermedii, suprascapulares, subpectorales)
6 Oberflächliches Lymphgefäß entlang der Vena cephalica
7 Lnn. cubitales profundi
8 Lnn. cubitales superficiales
9 Ulnare Lymphbahn
10 Radiale Lymphbahn

15

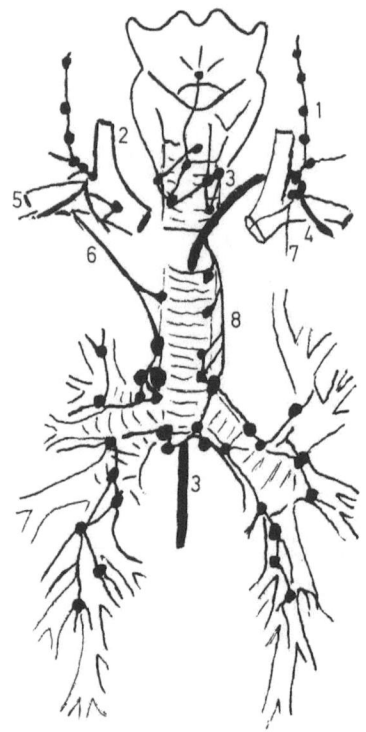

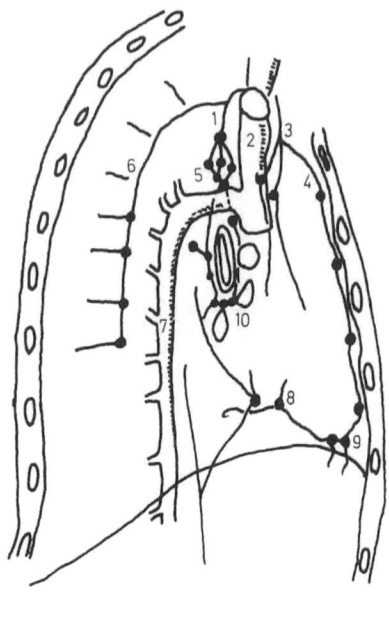

Abb. 5. Ductus thoracicus und große Lymphbahnen (schematische Darstellung)
1 Truncus jugularis int.
2 Vena jugularis int.
3 Ductus thoracicus
4 Truncus subclavius
5 Vena subclavia
6 Truncus bronchomediastinalis dext.
7 Truncus bronchomediastinalis sin.
8 Truncus bronchomediastinalis sin.

Abb. 6. Intrapulmonale Lymphknoten
(schematische Darstellung)
1 Truncus bronchomediastinalis posterior
2 Vena cava superior
3 Truncus bronchomediastinalis anterior
4 Lnn. retrosternales
5 Lnn. tracheobronchiales sup.
6 Lnn. intercostales
7 Vena acygos
8 Lnn. supracardiales
9 Lnn. mediastinales ant.
10 Lnn. tracheobronchiales inf.

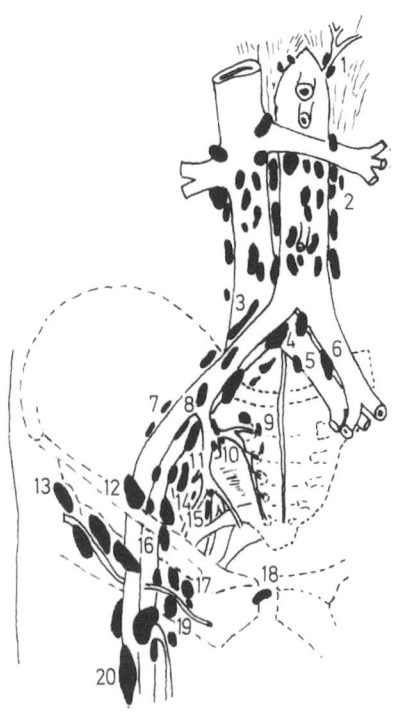

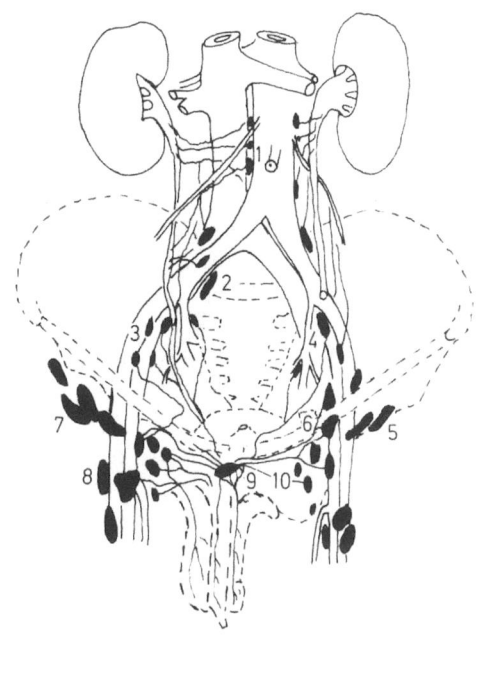

Abb. 7. Lymphknoten des Beckens
(schematische Darstellung)

 1 Lnn. phrenici inf.
 2 Lnn. aortici abdominales
 3 Lnn. iliaci communes laterales superficiales
 4 Lnn. subaortici
 5 Lnn. sacrales
 6 Lnn. iliaci communes mediales
 7 Lnn. iliaci externi laterales
 8 Ln. iliacus communis lateralis profundus
 9 Lnn. sacrales laterales
10 Lnn. glutaei superiores
11 Ln. uretralis
12 Ln. anuli femoris lateralis
13 Lnn. iliaci externi laterales superficiales
14 Lnn. iliaci externi laterales intermedii
15 Lnn. obturatorii
16 Lnn. iliaci externi mediales
17 Lnn. inguinales superficiales superiores
18 Lnn. pubici
19 Lnn. inguinales profundi
20 Lnn. inguinales superficiales inferiores

Abb. 8. Lymphknoten des Beckens
(schematische Darstellung)

 1 Lnn. aortici laterales
 2 Lnn. iliaci communes mediales
 3 Lnn. iliaci externi
 4 Lnn. iliaci interni
 5 Lnn. inguinales superficiales
 6 Lnn. inguinales profundi
 7 Lnn. inguinales superficiales laterales
 8 Lnn. inguinales
 9 Lnn. pubici
10 Lnn. vesicales laterales

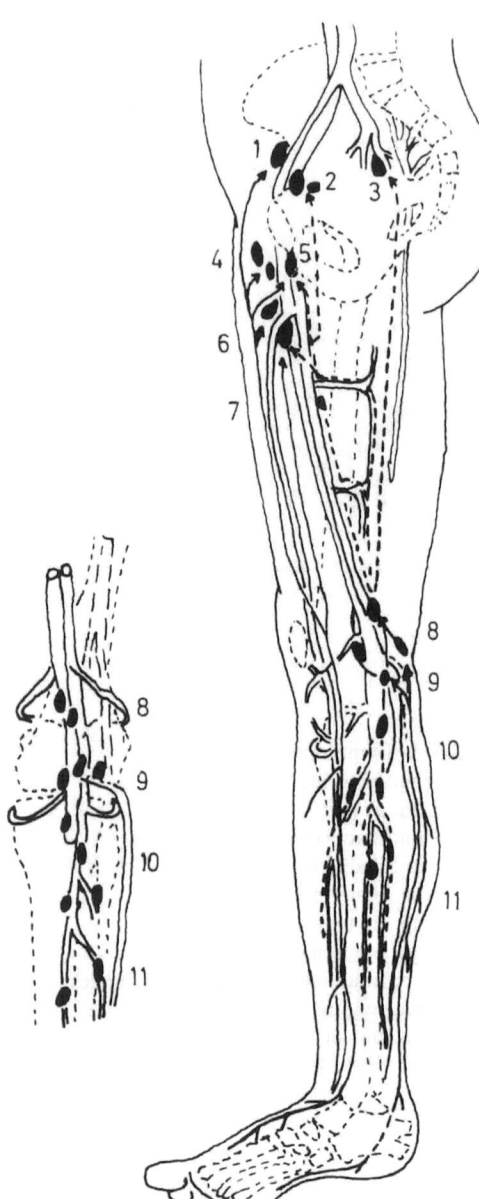

Abb. 9. Lymphknoten des Beines
(schematische Darstellung)
 1 Lnn. iliaci externi laterales
 2 Lnn. iliaci externi mediales
 3 Lnn. glutaei
 4 Ln. anuli femoris lateralis
 5 Lnn. iliaci externi mediales intermedii
 6 Lnn. inguinales superficiales inferiores
 7 Lnn. femorales
 8 Lnn. supracondyloidei
 9 Lnn. intercondyloidei
10 Lnn. infracondyloidei
11 Lnn. crurales

4 Pathologische Veränderungen der Lymphknoten

Nach ABBES (1963), BELTZ und THURN (1965) DESPREZ-CURELEY et al. (1963), DIERICK und VAERENBERGH (1963), FUCHS (1962), PICARD et al. (1961, 1962), RÜTTIMANN und DEL BUONO (1964), TJERNBERG (1956) sowie WALLACE et al. (1964) zeigt die Lymphographie bei fortschreitender ganglionärer Tumorbesiedlung folgende Befunde:

1. Lymphographisch nicht erkennbare Zellbesiedlung (vorwiegend nur mikroskopisch faßbarer Lymphknotenbefall).
2. Marginale Füllungsdefekte oder Lakunenbildung (röntgenologisch erfaßbar).
3. Überwucherung einer oder mehrerer Lymphknoten mit fehlender Kontrastspeicherung (sog. Füllungsausfall der Lymphkette, Auftreten einer partiellen oder totalen Lymphblockade und Darstellung von Kollateralgefäßen).

Nach BELTZ und THURN (1965) können bei der partiellen und totalen Lymphblockade im retroperitonealen Lymphblock Kollateralgefäße an folgenden Stellen auftreten:

1. Innerhalb des retroperitonealen Lymphsystems ohne Organbeteiligung.
2. Lymphkollateralsystem über oder zu benachbarten Organen.
3. Lympho-venöse Anastomosen (insbesondere zwischen retroperitonealen Lymphbahnen und der Vena cava caudalis sowie der Vena portae).

Ein Kollateralkreislauf wird dann erschlossen, wenn die Lymphzirkulation durch eine metastatische Zerstörung des Lymphknotens oder eine Lymphangiokarzinose der Lymphbahnen unterbrochen wird.

CHUDACEK und HALOUSKOVA (1965), TRAPP (1967), GEORGI (1967), BUCHELT und SCHNEIDER (1967), JANSSEN und SCHERMULY (1970) sowie MÜLLER und SPAICH (1974) beschrieben die Ausbildung von Umgehungskreisläufen sowie den Übertritt von Kontrastmittel aus den Lymphbahnen in die Venen, den Dickdarm und die freie Bauchhöhle.

Mit der Einführung der Lymphographie konnten sowohl Fehlbildungen als auch Anomalien des Lymphgefäßsystems nachgewiesen werden. GODART, COLLETTE und DALEM (1964) berichteten über ein vollständiges Fehlen oder eine Aplasie der Lymphbahnen. Die Hypoplasie der Lymphwege ist besonders beim primären Lymphödem festzustellen. Es kommt hier bei der peripheren Lymphographie zu einer diffusen Verteilung des injizierten Farbstoffes in der Kutis und Subkutis (dermal backflow). Sollte bei der Präparation der Lymphgefäße die Kontrastinjektion gelingen, so zeigen sich relativ früh Unterbrechungen der Lymphbahnen (Abb. 10, 11).

Altersveränderungen lassen sich an den Lymphbahnen und Lymphknoten in Form degenerativer Veränderungen, der sog. Lipomatose und Fibrose nachweisen. Sie finden sich sowohl im Bereich der inguinalen und parailiakalen Lymphknoten häufig, können aber auch in den paraaortalen und axillären Lymphknoten nachgewiesen werden. Der Prozeß der Involution des Lymphsystemes im Laufe des Alterungsprozesses geht mit einer Verkleinerung der

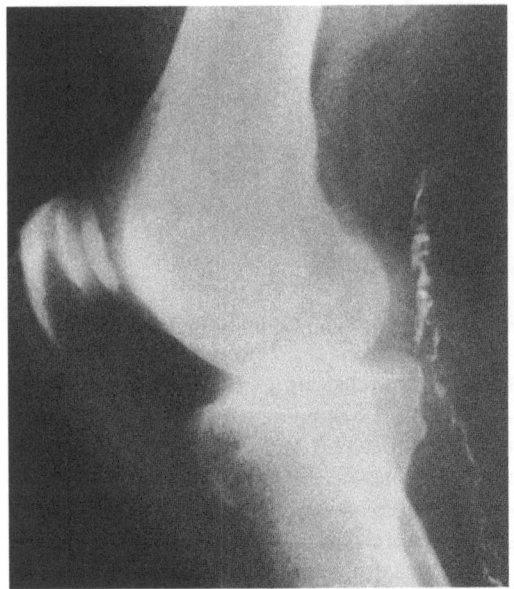
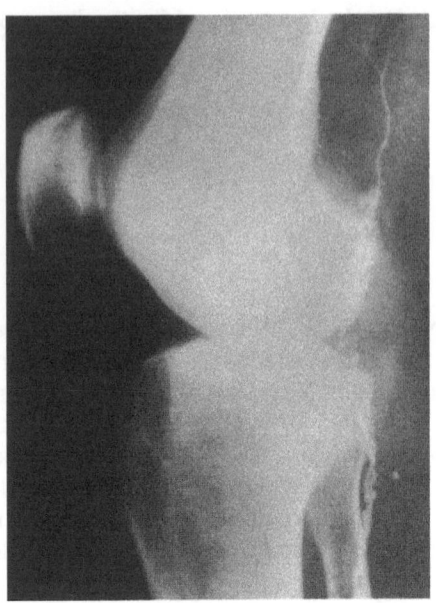

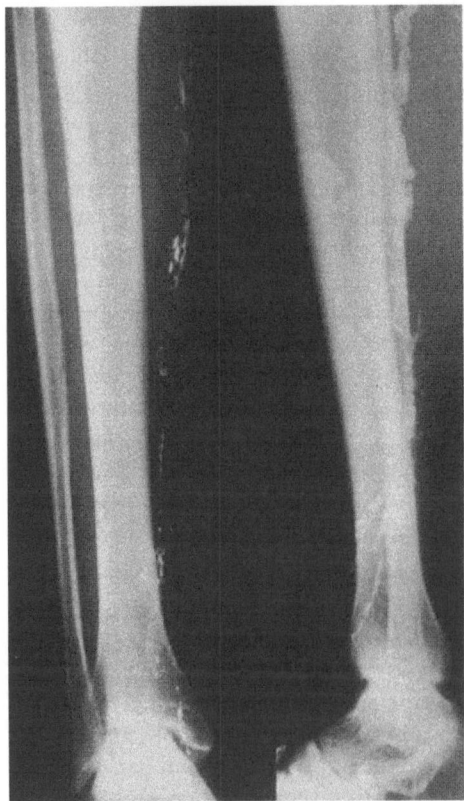

Lymphknoten infolge Atrophie und Ver-
schmälerung der Lymphbahnen einher.

Das sekundäre Lymphödem ist Folge
einer Unterbrechung der Lymphbahnen
nach operativer Entfernung von Lymphknoten sowie der Verödung des Lymph-
abfluß-Systemes nach intensiver Bestrahlung. Am häufigsten sehen wir ein sekundäres Lymphödem nach Ausräumung der
Achsellymphknoten bei metastasierenden
Tumorerkrankungen und nachfolgender
intensiver Bestrahlung. Weiterhin lassen
sich sekundäre Lymphödeme nach Parasi-
tenbefall nachweisen (Filariasis, seltener
bei Malaria). Nach Traumen kann es zur
Ausbildung von Lymphzysten kommen,
die sowohl mit den zuführenden Lymphbahnen, als auch mit den abführenden
Lymphgefäßen in Verbindung bleiben.

Das Normenkomitee der New York
Heart Association teilt das Lymphödem
wie folgt ein:

a) Primäres oder idiopathisches
   Lymphödem

1. Kongenital (Milroysche Krankheit).
   Das ist ein vererbliches, angeborenes
   nicht schmerzhaftes Lymphödem einer

Abb. 10. Fehlbildungen peripherer Lymphbahnen am rechten Bein. Ausgeprägte Kontrastmittelaustritte entlang der Lymphgefäße

Tabelle 3. Maligne Lymphome

Malignitätsgrad	%	Kieler Klassifikation 1974	Frühere deutsche Klassifikation
Niedrig = klein oder klein- und großzellig	20,7	*1. Lymphozytisch:* chron. lymphat. Leuk- ämie	dto.
		Mykosis fung. und Sezary–Syndrom	dto.
		T-Zonen Lymphom	atyp. Lymphogranulomatose
	15,2	*2. Lymphoplasmozytoid:* Immunocytom	Makroglobulinämie Walden- ström
		3. Plasmozytisch: Plasmocytom...........	dto.
	8,5	*4. Zentrozytisch*...........	lymphozyt. Lymphosarkom
	21,5	*5. Zentroblastisch –* *zentrozytisch*	follik. Lymphom Brill–Sym- mers
Hoch = rein großzellig	12,5	*1. Zentroblastisch* .... *2. Lymphoblastisch:*	lymphoblast. Lymphosarkom
		Burkitt – Typ	dto.
		"convoluted" type	lymphoblast. Lymphosarkom
		unklassifiziert	
	15,8	*3. Immunoblastisch*	Retikulosarkom

oder zweier Extremitäten oder von Teilen davon. Es kann einseitig sein, an der oberen und unteren Extremität auftreten, aber auch andere Körperregionen können befallen sein.

2. Praecox. Dies bezieht sich auf ein klinisches Syndrom, das bei jungen Frauen viel häufiger als bei Männern vorkommt. Das Lymphödem tritt gewöhnlich im Alter von 15 bis 35 Jahren auf, befällt zuerst die Füße, später auch Unter-und Oberschenkel.

b) Sekundäres Lymphödem

1. Chirurgische Entfernung von Lymphknoten.
2. Neoplastische Invasion von Lymphknoten sowohl durch den Primärtumor als auch durch Metastasen.
3. Lymphadenitis in der Folge von
   (a) Röntgentherapie. Fibrose und Narbenschrumpfung werden durch

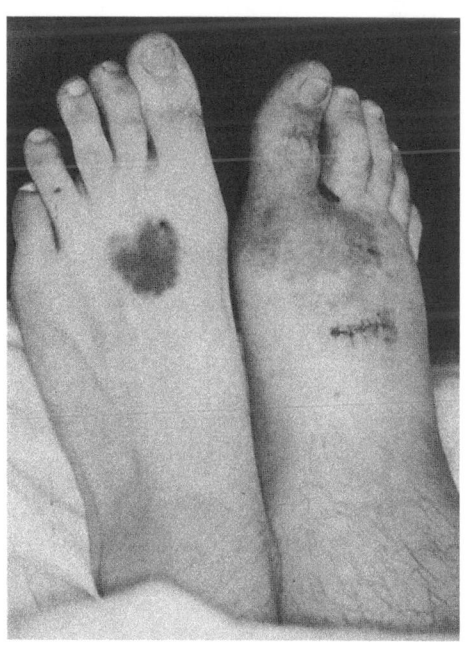

Abb. 11. Dermal backflow: Diffuse Verteilung des injizierten Farbstoffes in Kutis und Subkutis

Röntgenstrahlung verstärkt und können durch Obstruktion der Lymphgefäße zum Ödem führen.

(b) Pyogene Infektion
(c) Granulome
    1. Filariasis
    2. Lympogranuloma venerum
    3. Tuberkulose
    4. Syphilis
4. Ödem an abhängigen Körperpartien. (Blasses Ödem – lymphatische Stauung; Zyanotisches Ödem – mögliche Phlebitis).

Bei unspezifischen Entzündungen finden wir durch lymphozytäre Rundzellinfiltrationen hervorgerufene Schwellungen der Lymphknoten.

Die bösartigen Erkrankungen des Lymphsystems teilen wir in *primär maligne Lymphome* und *Lymphome durch Tumormetastasen* ein.

Im Jahre 1974 wurde die frühere deutsche Klassifikation der malignen Lymphome durch die Kieler Klassifikation ersetzt. In Tabelle 3 wurde die Kieler neben der früheren deutschen Klassifikation zusammengestellt.

5 Indikation zur Lymphographie

Die Lymphographie ist nur dann indiziert, wenn klinisch direkte Hinweise auf eine Manifestation eines primär malignen Lymphoms oder einer Metastasierung vorliegen. Überall dort, wo sich die Indikation zur Lymphographie nicht aufdrängt, ist sie an den Schluß einer Abklärungsplanung zu stellen.

Vor der Lymphographie sollten alle verfügbaren Röntgenmethoden wie Leeraufnahmen, Leerschichten, Retropneumoperitoneum und Angiographie zur Diagnosestellung ausgeschöpft werden.

Der Klinik konnte mit der Lymphographie eine röntgenologische Methode angeboten werden mit steigender Aussagekraft zur Lokalisation entzündlicher Prozesse und zum Nachweis oder Ausschluß klinisch vermuteter primärer oder sekundärer Erkrankungen des Lymphsystems.

Die Frühdiagnose des Malignoms mit der Lymphographie ist problematisch und bleibt es vorläufig auch noch. Die Ausbreitungswege eines Tumors sind dort zu suchen, wo sie effektiv erwartet werden können (s. Tabelle 1 und 2).

Die Deutung des ikonographischen Bildes eines kontrastmittelspeichernden Lymphknotens wird klarer und zuverlässiger, wenn alle seine Funktionen und der Grund ihrer Wechselhaftigkeit bekannt sind.

Beim primären Lymphödem ist die Lymphographie nicht in allen Fällen kontraindiziert. Da diese Untersuchung eine größere Belastung und bei öligen Kontrastmitteln auch eine Schädigung der noch intakten Lymphbahnen nach sich ziehen kann, sollte die Indikation sehr streng gestellt werden. Indiziert ist die Lymphographie beim primären Lymphödem nur bei besonderen Fragestellungen, z. B. bei einem Lymphödema tardum zum Ausschluß eines malignen Prozesses im Retroperitonealraum sowie vor chirurgischen Eingriffen in der Tumorchirurgie.

6 Technik der Lymphographie

6.1 Erforderliche Geräte und Lösungen (Abb. 12)

1. 2 ml Intravitalfarbstoff (Patentblau, Evansblau, Trypanblau)
2. 1%-ige Procain- oder Xylocainlösung
3. 20 ml Kontrastmittel (Lipiodol ultra-fluid)
4. Spritzen zu 2, 5 und 10 ml mit Rekord- und Lueransatz
5. Injektionsnadeln (Kaliber 2, 18, 40)
6. Skalpell

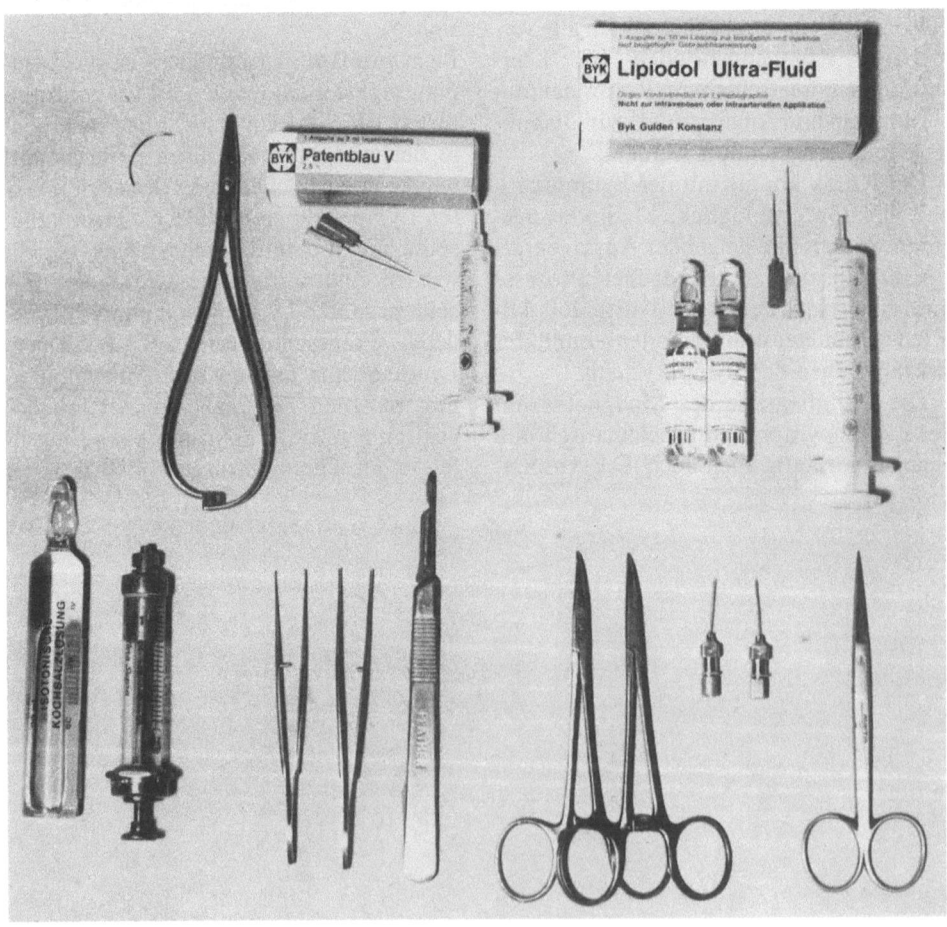

Abb. 12.a Instrumente und Injektionslösungen zur Lymphographie

Abb. 12. b Punktionskanüle mit Mandrin und Federmandrin

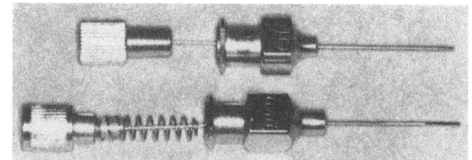

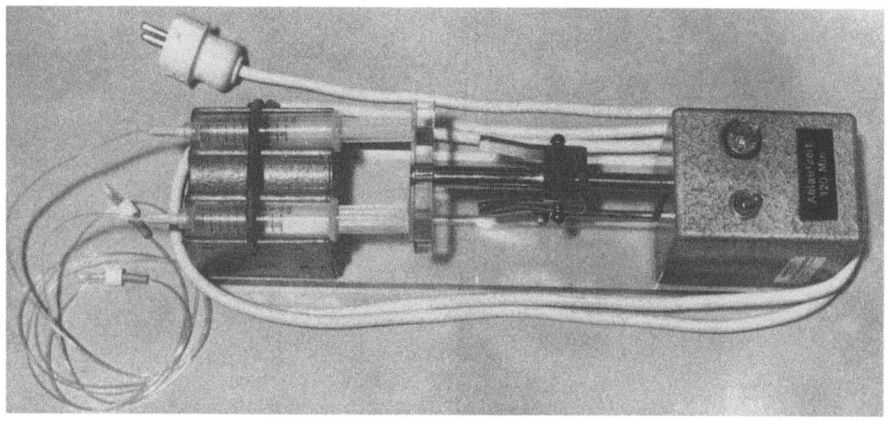

Abb. 12. c Elektromotorisch angetriebener Injektor

7. Pinzetten
8. Nahtmaterial (Catgut 0000, Seide 000)
9. Mechanisch getriebene Injektionsspritze zur Kontrastmittelinjektion
10. Plastikverbindungsschlauch bei mechanischer Injektion
11. Sterile Tücher und Handschuhe

Die heute angewandte Technik der Lymphographie geht auf KINMONTH (1952) zurück. Sie wurde durch COLLETTE et al. (1955/1957/1958) sowie LEHNHARDT und COLLIN (1956/1957) erweitert. Erst durch die Einführung der öligen Kontrastmittel durch HRESHCHSHYN und SHENAN (1960) konnte mit der Lymphographie eine Verfeinerung differentialdiagnostischer Kriterien erreicht werden.

6.2 Arm- und Beinlymphographie

In Rückenlage wird in die Interdigitalfalten zwischen 1. und 2. Zehe oder 2. und 3. Finger je 1 ml Intravitalfarbstoff 1:1 mit Xylocain verdünnt subkutan injiziert.

Nach 30–60 min kommt es bei Ausstreichen nach aufwärts oder Hochlagerung der Extremität zu einer Anfärbung der Lymphgefäße, die als feine Striche mit einem Durchmesser von ca. 1 mm erscheinen.

Bei der Relymphographie sollte neben dem Farbstoffdepot zwischen 1. und 2. Interdigitalfalte eine 2. Farbstoffinjektion zwischen 4. und 5. Zehe erfolgen. Bei dermal-backflow kann man noch durch Injektion des Farbstoffes unterhalb des Malleolus tibialis zur Darstellung punktionsfähiger Lymphgefäße kommen. Dieses Verfahren sollte auch zur Darstellung poplitealer Lymphknoten angewandt werden.

Nach erneuter Desinfektion der Haut und Abdecken mit sterilen Tüchern wird nach Lokalanästhesie die Präparation des Lymphgefäßes durchgeführt. In der Regel führt man den Hautschnitt am Fuß quer auf dem mittleren Fußrücken durch. Das freipräparierte Lymphgefäß wird mit einer nicht zugezogenen Ligatur fixiert. Eine Nadel, Kaliber 30 oder 40 mit Mandrin, wird in das Lymphgefäß eingeführt und

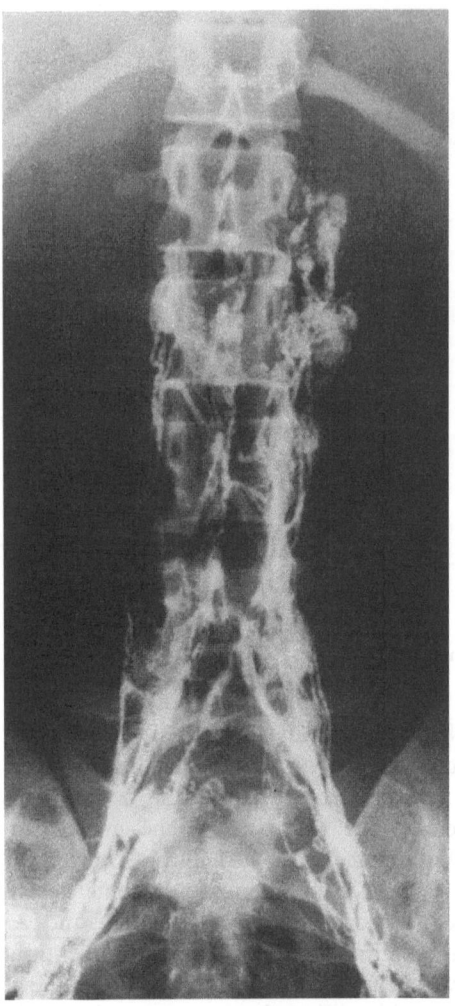

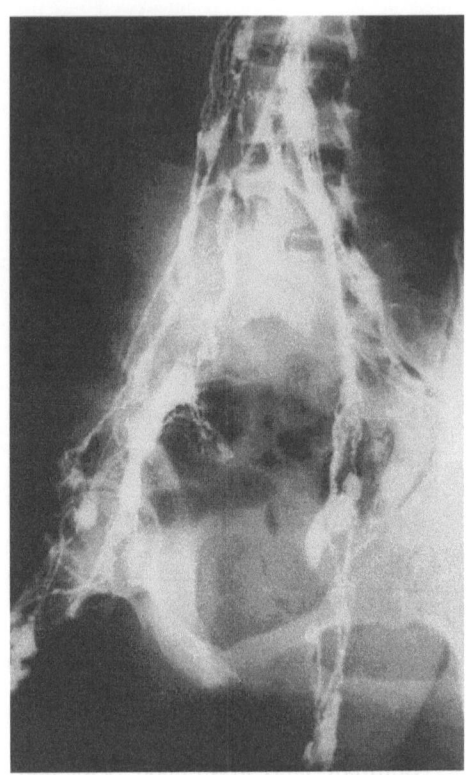

a

Abb. 14 a–c. Lymphangiogramm der retroperitonealen Lymphbahnen und -knoten in verschiedenen Aufnahmepositionen (Standardaufnahmen). **a** Rechts schräg 30°

Abb. 13. Normales Lymphangiogramm der präsakralen und paravertebralen Lymphbahnen und -knoten

mit der vorbeschriebenen Ligatur in dem Gefäß eingebunden. Bei Benutzung der automatischen Injektionsspritze wird ein Polyäthylenschlauch zwischen Nadel und Spritze verwendet. Injiziert werden maximal 0,2 ml Kontrastmittel pro min bei einem Druck von maximal 0,4 atü.

Je Seite sollten nicht mehr als 8 ml Lipiodol ultrafluid injiziert werden.

Unter Durchleuchtungskontrolle läßt sich der Fluß des Kontrastmittels bei der Fußlymphographie bis zu den paraaorta-

len bzw. bei der Armlymphographie bis zu den axillären Lymphknoten verfolgen. Injektionsdauer ca. 60–120 min.

Nach Abschluß der Kontrastmittelinjektion werden bei Bedarf einzelne Subkutannähte mit Catgut 0000 eingebracht. Anschließend sorgfältige Hautnaht. Danach folgen Übersichtsaufnahmen der Becken-Lymphbahnen und -knoten in a.-p. Projektion sowie in rechtsschräger und linksschräger Lage. Gleiche Aufnahmen werden von den Abflußwegen paravertebral in den vorbeschriebenen Lagen angefertigt. 24 oder 48 Stunden nach Injektion des Kontrastöles werden in den oben beschriebenen Positionen nochmals Aufnahmen der Speicherphase zur Dokumentation und Beurteilung der Lymphknoten angefertigt.

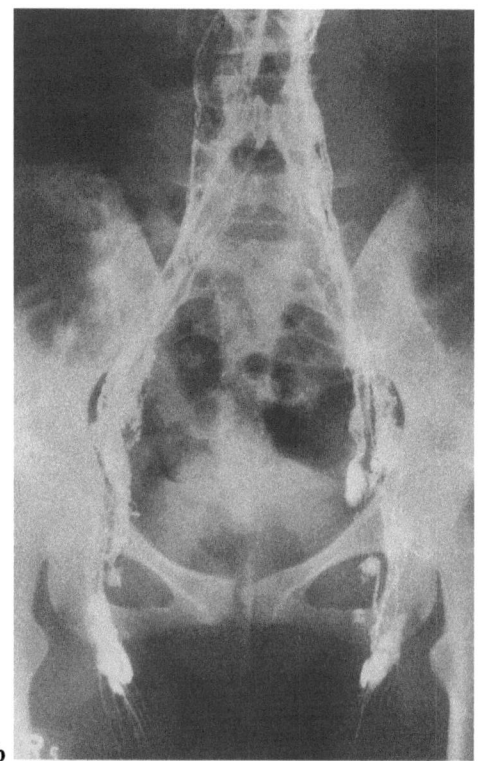

b

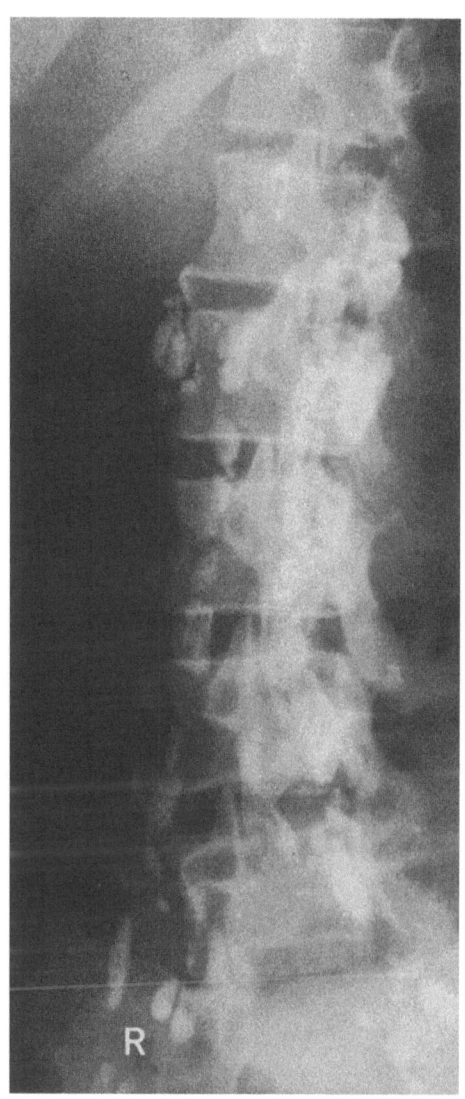

a

Abb. 15. a Unauffälliges Lymphadenogramm: Speicheraufnahme paravertebraler Lymphknoten in Standardpositionen

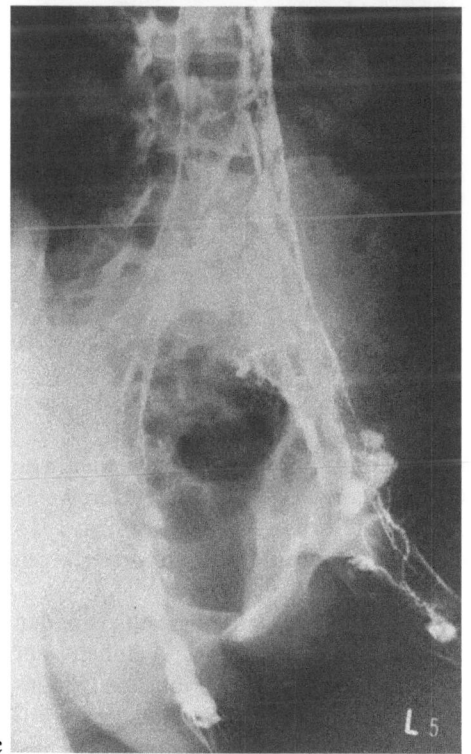

c

◄

Abb. 14. b a. p.

Abb. 14. c Links schräg 30°

27

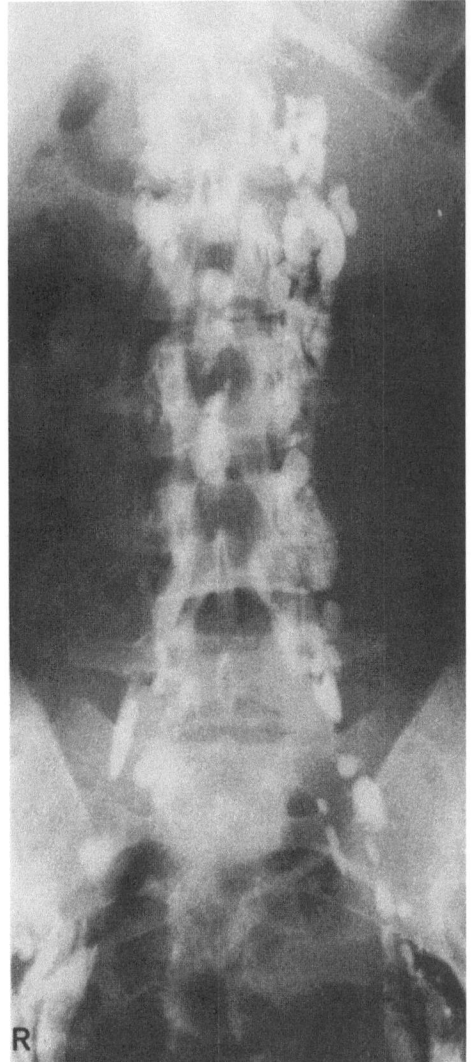
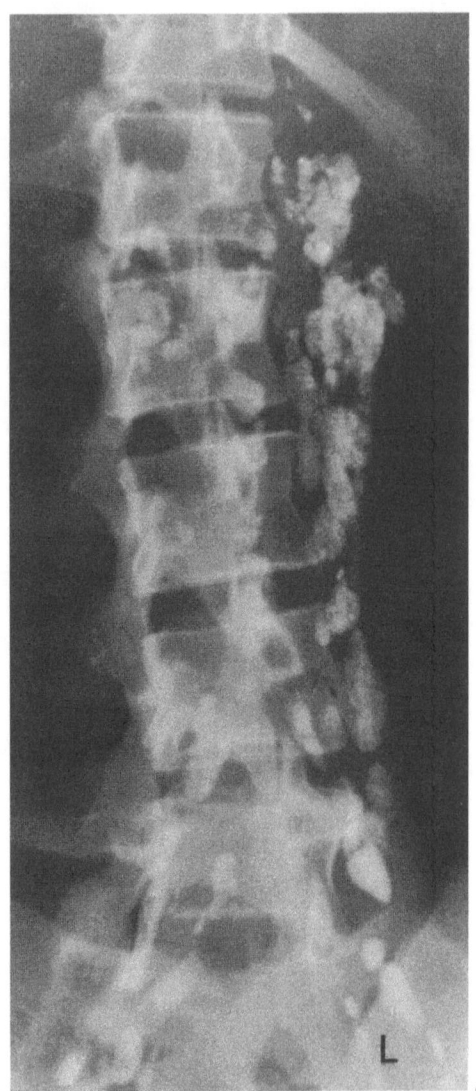

Abb. 15. b, c Unauffälliges Lymphadenogramm: Speicheraufnahme paravertebraler Lymphknoten in Standardpositionen

BARTH (1975) und BODE (1975) berichteten über die Lymphographie im Kindesalter. Beide weisen darauf hin, daß die Untersuchung bei Kleinkindern in Vollnarkose durchgeführt werden muß. Wenn man das Narkoserisiko ausschalten will, sollten kleine Kinder mit Chloralhydrat (1 mg/kg, jedoch nicht mehr als 5 ml pro Einzeldosis, die bei Bedarf wiederholt gegeben werden kann) und größere Kinder mit Valiumsup-

positorien (0,2 mg/kg) sediert werden. Die Ruhigstellung der Füße erfolgt durch eine Gipsschiene, so daß die Injektion von 2–5 ml Lipiodol ultrafluid ungestört erfolgen kann.

Ist schon die Lymphographie an den Extremitäten wegen der Feinheit der Lymphgefäße mit Schwierigkeiten verbunden, so muß man bei der zervikalen Lymphographie mit noch größeren rechnen.

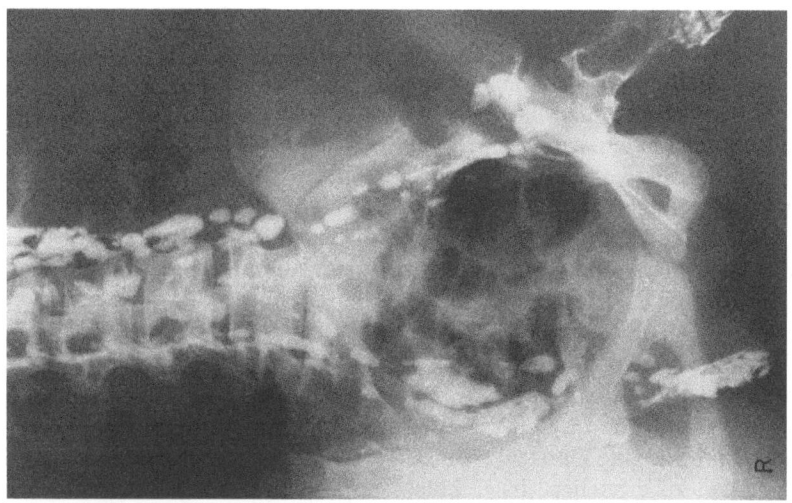

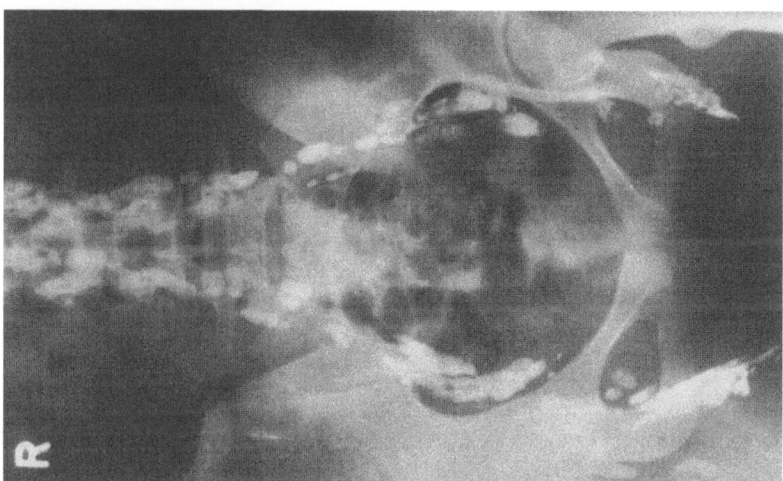

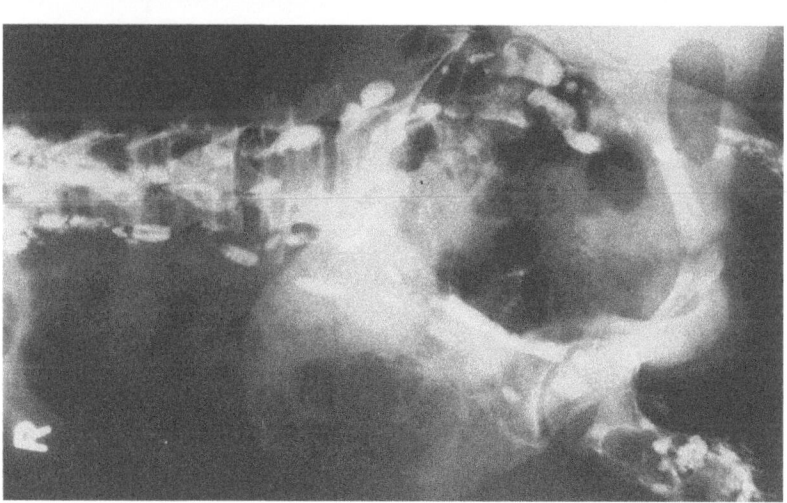

Abb. 16. Lymphadenogramm bei retroperitonealer Lymphographie. Darstellung der inguinalen, iliakalen und praesakralen Lymphknoten in den Standardpositionen

29

6.3 Zervikale Lymphographie

FRISCH und DEL BUONO entwickelten 1963 eine Technik zur Darstellung der zervikalen Lymphknoten von einem einzigen retroaurikulären Injektionsort aus. Das Kontrastmittel wird mit einem feinen Polyäthylenschlauch in ein tiefes, retroaurikuläres, zwischen Musculus retromandibularis und Mastoidspitze liegendes Lymphgefäß gespritzt. Bei der Untersuchung ist darauf zu achten, daß das Patentblau bis auf den Knochen instilliert wird, um einen raschen Abtransport durch Blutgefäße zu vermeiden und eine gute Darstellung der Lymphbahnen zu erreichen. Es empfiehlt sich, mit der Präparation der Lymphgefäße schon nach 5 Minuten zu beginnen. Bei der Punktion der feinen, vermehrt geschlängelt verlaufenden Lymphgefäße ist besonders darauf zu achten, daß nur die Vorderwand zum Einführen des Polyäthylenschlauches eröffnet wird. Um eine vollständige Kontrastfüllung der tiefen lateralen Halslymphknoten zu erreichen, genügen 2–4 ml des öligen Kontrastmittels.

Die Operationswunde wird auch hier retroaurikulär mit einigen Catgutnähten und einer kontinuierlichen Hautnaht verschlossen.

7 Komplikationen der Lymphographie

1966 berichtete KÖHLER in einer zusammenfassenden Arbeit über die Komplikationen bei der Lymphographie. Er unterscheidet Sofortreaktionen während der Untersuchung und Folgereaktionen.

A. Sofortreaktionen

1. Allergische Reaktionen auf die Patentblauinjektion zur Markierung der Lymphbahnen
2. Extravasate von Kontrastmittel
3. Allergische Reaktionen auf Lipiodol ultrafluid
4. Fieber
5. Wundinfektion

B. Folgereaktionen

1. Renal
   a) Anurie
2. Herzkreislauf-Komplikationen
   a) Hypertone Krise
   b) Hypotone Krise
   c) Venöse und arterielle Thrombosen
3. Lungenkomplikationen
   a) Hämoptoe
   b) Bronchopneumonie
   c) Ölembolie
   d) Lungeninfarkt
   e) Lungenödem

MOLNAR et al. (1976) gehen anhand eigener Untersuchungen speziell auf allergische Reaktionen auf Patentblau ein. Dabei werden von leichtem Hautjucken bis zum anaphylaktischen Schock alle Zwischenstufen beschrieben. Sie empfehlen vor der Lymphographie eine Testung mit Patentblau 1:1000 bzw. 1:100.

Die allergische Reaktion auf Patentblau kann durch Triphenylmethan-Verbindungen (Farbstoffe der Textil- und Lebensmittelindustrie, in der Landwirtschaft und in Externa der Dermatologie) gebahnt sein. Es ist anzunehmen, daß gegen Patentblau überempfindliche Patienten mit den obengenannten Verbindungen schon früher Kontakt gehabt haben. Bei Vorliegen dieser Allergie kann die Lymphographie trotzdem ohne vorherige Anfärbung der Lymphgefäße durchgeführt werden.

Die allergischen Reaktionen auf Lipiodol ultrafluid lassen an eine Jodallergie denken, wobei auch hier bis zum anaphylaktischen Schock alle Vorstufen beobachtet werden.

Die renalen, pulmonalen und kardiovaskulären Folgereaktionen lassen sich in der Regel bei ganz gezielter, auf den einzelnen Patienten genau abgestimmter Kontrastmittelinjektion weitgehend vermeiden. In der Regel sollten bei der Lymphographie über die unteren Extremitäten nicht mehr als 4–8 ml, an den oberen Extremitäten 3–5 ml und bei der zervikalen Lymphographie maximal 2 ml Lipiodol je Seite injiziert werden.

8 Auswertung der Röntgenaufnahmen zur Lymphographie

Für den Nachweis primär maligner Lymphome ist die Lymphknotenstruktur und -größe von maßgebender Bedeutung. Die bisherige Erfahrung in der Beurteilung des Lymphogramms hat folgende Symptome herauszuarbeiten erlaubt:

1. Deutliche Vergrößerung der erkrankten Lymphknoten.
2. Abweichung im Bild der Kontrastspeicherung, die als netzförmig, blasig, großtropfig, verwaschen und zystisch beschrieben werden können.
3. Wenig oder gering gestörte Passage des Kontrastmittels im Frühstadium. Dieser Befund ist differentialdiagnostisch gegenüber Tumormetastasen wichtig, da diese oft Störungen des Lymphabflusses hervorrufen.
4. Erst in den Spätstadien der Erkrankung ausgedehnte Zerstörung der Lymphknoten mit fehlender Speicherung des Kontrastmittels. In Spätstadien ist eine Differenzierung der malignen Lymphome gegenüber Metastasen meist nicht mehr möglich, zumal dann Passagestörungen auftreten.

Die Röntgenbefunde lassen sich in den Frühstadien einer Lymphknotenerkrankung bei malignen Lymphomen nur schwer von entzündlichen und reaktiven Veränderungen abgrenzen.

8.1 Lymphogranulomatose

Die maligne Lymphogranulomatose gehört zu den wichtigsten primären Neoplasien des Lymphsystems. Neben hochaku-ten Formen mit schneller Ausbreitung und raschem Tod finden sich lokalisierte Formen mit langen Überlebenszeiten.

Für das Stadium I werden 5-Jahres-Heilungen von 64% bis 82% angegeben. Mit hohen Strahlendosen im Stadium I und II sind in 72% 5-Jahres-Heilungen zu erreichen. Auch im Stadium III A beträgt diese Zahl noch 40–50%.

Die lymphogene Ausbreitung über benachbarte Lymphknoten ist für den supradiaphragmalen Bereich seit langem bekannt. Mit der Lymphographie hat sich gezeigt, daß eine retroperitoneale Lymphknotenbeteiligung oft schon bei Erkrankungsbeginn besteht.

Der Morbus Hodgkin ist eine unbedingte Indikation zur Lymphographie.

Entsprechend seiner Häufigkeit und klinischen Bedeutung ist der Morbus Hodgkin die häufigste lymphographisch untersuchte Erkrankung.

Lymphographische Befunde

Lymphangiogramm (Abb. 17)

Merkmale:
Lumenunterschiede
Lymphgefäßverlagerungen
Störung der Lymphdynamik
Kollateralgefäße
Lymphgefäßabbrüche

Lumenänderungen an den Gefäßen werden nach WEISSLEDER bereits bei Teilzerstörung der Lymphknoten beobachtet und müssen als Anpassungsvorgänge an die erschwerte Durchströmung aufgefaßt werden. Lymphgefäßverlagerungen und

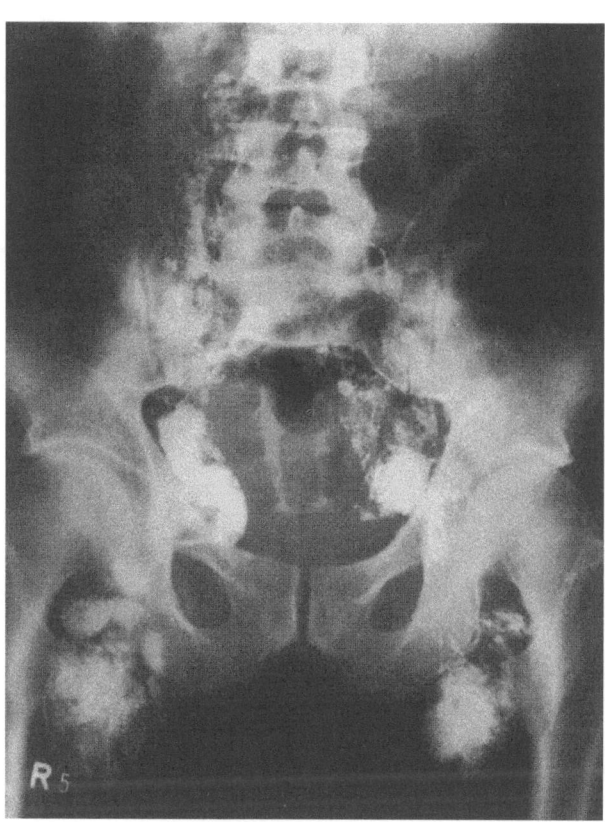

Abb. 17. Lymphangiogramm
bei Lymphogranulomatose

bogiger Verlauf der Lymphgefäße sind
Hinweise für eine stärkere Lymphknotenvergrößerung. Das oft noch normale Kaliber der Lymphgefäße bei pathologischen
Lymphknoten wird auf eine fehlende Obstruktion der Marginalsinus zurückge-
führt. Englumige Lymphgefäße sind ein
wichtiges Unterscheidungsmerkmal bei
Morbus Hodgkin gegenüber anderen malignen Lymphomen (WILJASALO,1969).
Neben einseitigen Umgehungskreisläufen
werden auch Kollateralverbindungen zur
Gegenseite angetroffen.

Lymphadenogramm (Abb. 18)

Merkmale:
Speicherdefekte
Konturunterbrechungen
Kontrastmittelanreicherung:
    kleinfleckig – grobfleckig – streifig –
    netzförmig – blasig – schaumig

Lymphknotenvergrößerungen
vollständige Lymphknotenzerstörung

Frühstadien des Morbus Hodgkin sind
wie der histologische Befund schwierig
zu diagnostizieren. Hier können Bilder
als unspezifisches Vorstadium eine lymphatische Hyperplasie vortäuschen. Die
Lymphknoten sind noch normal groß oder
etwas vergrößert, ihre Form ist erhalten,
die Sinus abgrenzbar. Typisch für die Lymphogranulomatose ist das oft gleichzeitige
Auftreten verschiedener Speicherbilder.
Weiterhin charakteristisch ist, daß alle Stadien des Lymphknotenbefalls, von der
reaktiven Hyperplasie bis zur vollständi-
gen Zerstörung, in einer Lymphknotenre-
gion vorkommen können. RUETTIMANN
(1968) unterscheidet neben einem blasen-
ähnlichen Aussehen der Lymphknoten verwaschene grobfleckige Speicherstrukturen
sowie lakunenartige Auflockerungen. Die

33

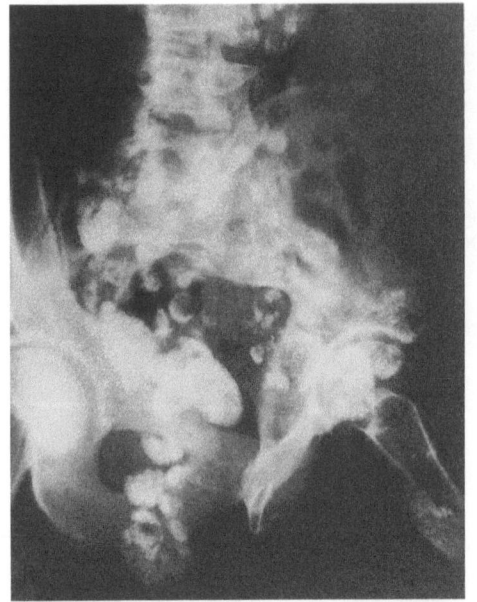

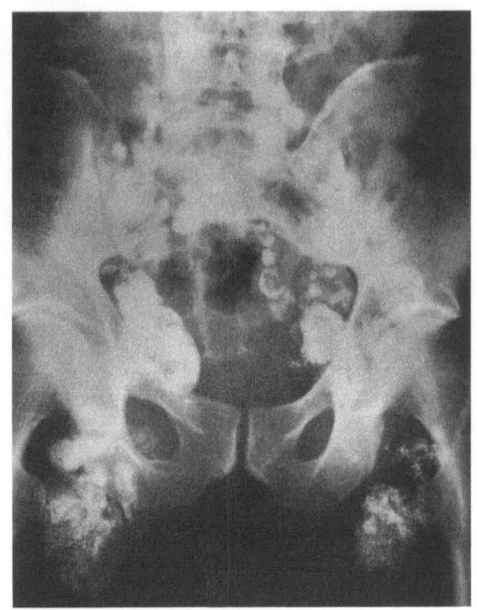

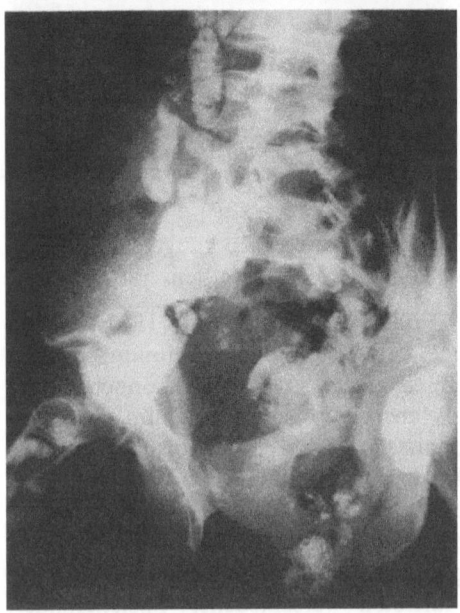

Abb. 18. Lymphogranulomatose: Lymphadenogramm in den Standardpositionen mit typischer lakunenartiger Strukturauflockerung in den vergrößerten Lymphknoten

lakunenartige Auflockerung zeigt eine unregelmäßige Verteilung von unterschiedlich großen Speicherdefekten, die meist zentral liegen. Die verwaschene grobfleckige Speicherstruktur kommt durch eine unterschiedliche Verteilung von Lymphknoten- und Tumorgewebe zustande. Es entsteht eine inhomogene Fleckung. Die Kontrastmittelschollen sind unscharf begrenzt, zentral und randständig gelegen und können untereinander konfluieren. Durch zunehmende Tumorausdehnung wird das intakte Lymphknotengewebe in die Peripherie gedrängt, so daß schließlich nur noch hier Kontrastmittel gespeichert wird. Die Lymphknotenkonturen sind gut abgrenzbar.

Eine blasige oder schaumige Kontrastmittelspeicherung ist ein Hauptmerkmal des Morbus Hodgkin.

8.2 Immunoblastisches Lymphom (Retikulumzellsarkom)

Neben dem Morbus Hodgkin ist das immunoblastische Lymphom die häufigste maligne Erkrankung des lymphoretikulären Systems. Der Altersgipfel liegt bei 70–75 Jahren ohne bedeutsame Geschlechtsverteilung.

Lymphographische Befunde

Lymphangiogramm (Abb. 19)

Merkmale:
Lumenunterschiede
Störungen der Lymphdynamik
Lymphgefäßverlagerungen

Lymphgefäßveränderungen treten nach RUETTIMANN und DEL BUONO (1964) nur im Spätstadium der Lymphknotenzerstörung auf. Ebenso sind Abflußblockaden nur in fortgeschrittenen Stadien der Erkrankung, meist nur bei generalisiertem Befall, zu finden. Demgegenüber treten als Folge der obligaten Lymphknotenvergrößerung persistierende Gefäßfüllungen und Gefäßverlagerungen häufiger auf.

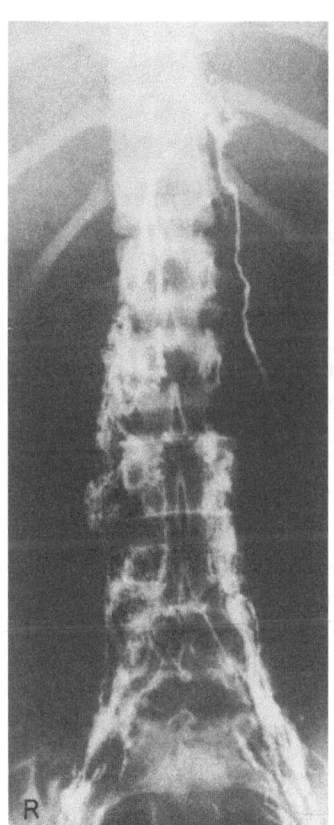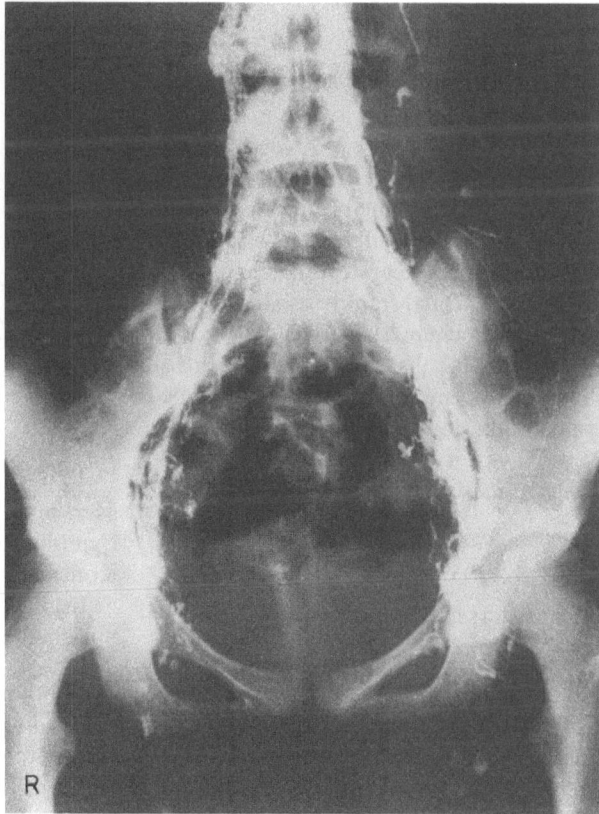

Abb. 19. Immunoblastisches Lymphom (Retikulosarkom) mit ausgeprägtem Umgehungskreislauf. Weitgehende Zerstörung der Lymphknoten

Lymphadenogramm

Merkmale:
Lymphknotenvergrößerungen
Kontrastmittelanreicherung:
  fleckig – schollig – streifig
Speicherdefekte

Für das immunoblastische Lymphom gibt es keine artspezifischen lymphographischen Strukturveränderungen. Die Kontrastmittelspeicherung in den Lymphknoten kann fleckig, krümelig, teilweise netzartig, schollig, aber auch horizontalstreifig sein. Das kontrastmittelspeichernde Gewebe kann bis auf kleine Reste zurückgedrängt sein. Runde, scharf begrenzte Kontrastmittelaussparungen, die an Lymphknotenmetastasen erinnern, wurden von RUETTIMANN und DEL BUONO (1964) beschrieben.

8.3 Zentroblastisches Lymphom (Lymphosarkom)

Das zentroblastische Lymphom zeigt im Gegensatz zur Lymphogranulomatose infolge der diffusen Proliferation lymphoider Sarkomzellen eine Zerstörung der normalen Struktur. Das Krankheitsbild verläuft in der Regel schubweise.

Bereits die lokalisierte Form des zentroblastischen Lymphoms stellt eine unbedingte Indikation zur Lymphographie dar.

Lymphographische Befunde

Lymphangiogramm (Abb. 20)

Merkmale:
Lumenunterschiede
Kollateralgefäße
Lymphgefäßverlagerungen

Im frühen Stadium ist die Transportfunktion nicht wesentlich gestört. Bei stärkeren Lymphknotenvergrößerungen kann es zur Verdrängung einzelner Lymphbahnen kommen. Außerdem kommt es zur Ausbildung von Kollateralgefäßen.

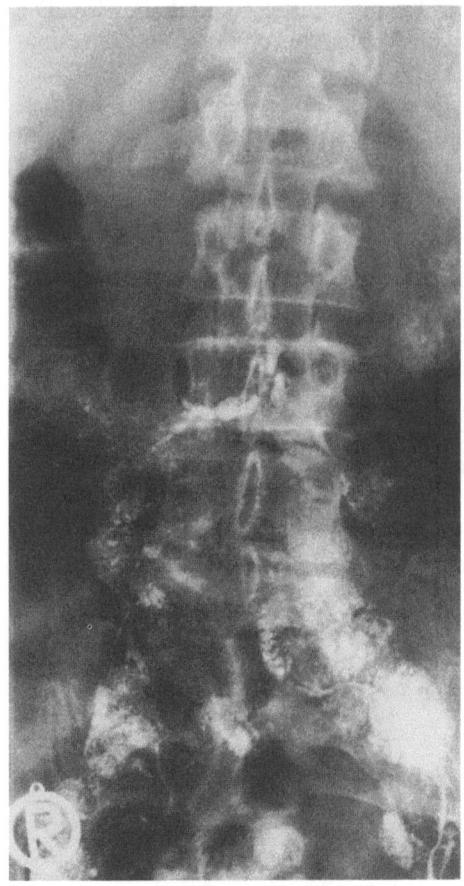

Abb. 20. Zentroblastisches Lymphom (Lymphosarkom) Lymphangiographie: Praevertebral in Projektion auf den dritten Lendenwirbel finden sich Lymphbahnektasien

Lymphadenogramm (Abb. 21)

Merkmale:
Lymphknotenvergrößerungen
Kontrastmittelanreicherung:
  fleckförmig – blasig – streifig
Speicherdefekte

Pathologische Speicherstrukturen finden sich sowohl in normal großen als auch vergrößerten Lymphknoten. Im frühen Stadium der Erkrankung sind die Lymphknoten meist nur mäßig vergrößert. Die Randsinus sind erhalten. Neben fein- und grobfleckigem Speichermuster finden

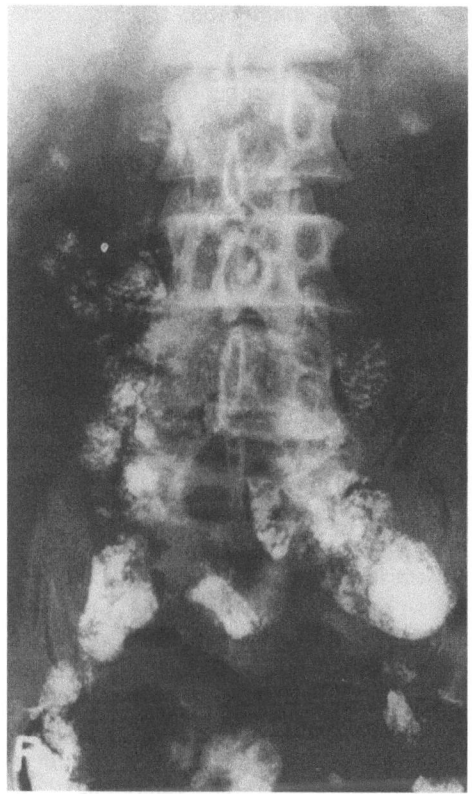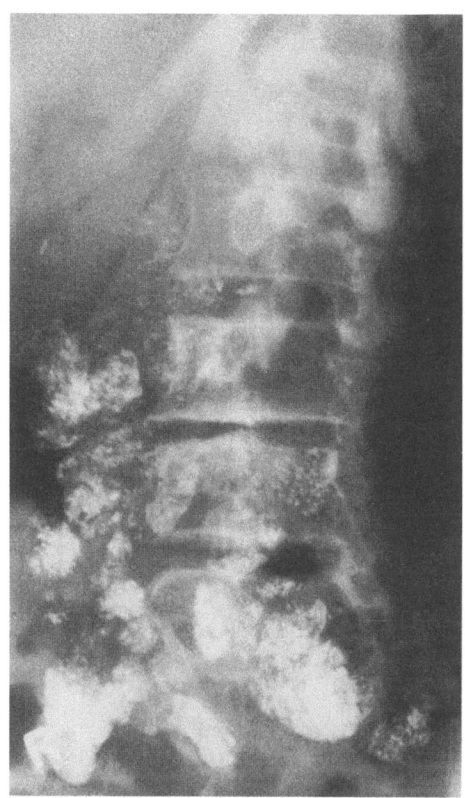

Abb. 21. Zentroblastisches Lymphom (Lymphosarkom) Lymphadenogramm: Füllungsdefekte in den Lymphknoten, zum Teil strähnig, bandförmig

sich häufig quer oder schräg zur Längsachse der Lymphknoten verlaufende Kontrastmitteleinlagerungen.

Ein differentialdiagnostisches Kriterium gegenüber anderen malignen Lymphomen besteht in den vorzugsweise uniformen Strukturveränderungen befallener Lymphknoten.

8.4 Chronisch lymphatische Leukämie

Leukämien sind primär generalisierte Erkrankungen. Das äußere Erscheinungsbild ist gekennzeichnet durch meist generalisiert auftretende Lymphknotenvergrößerungen.

Lymphographische Befunde

Lymphangiogramm

Merkmale:
Lumenunterschiede
Störungen der Lymphdynamik
Lymphgefäßverlagerungen

Die Veränderungen des Lymphgefäßsystems beschränken sich meist auf eine mäßige Rarefizierung der Lymphgefäße bei fortgeschrittenen Fällen und Auftreten einzelner Kollateralgefäße bei Teilblockierung des Lymphstromes durch Verlegung der Lymphsinus (WEISSLEDER und BAUMEISTER, 1966). Auch bei erheblicher Lymphknotenvergrößerung mit ausgedehnten speicherfreien Zonen fehlt eine totale Lymphblockade.

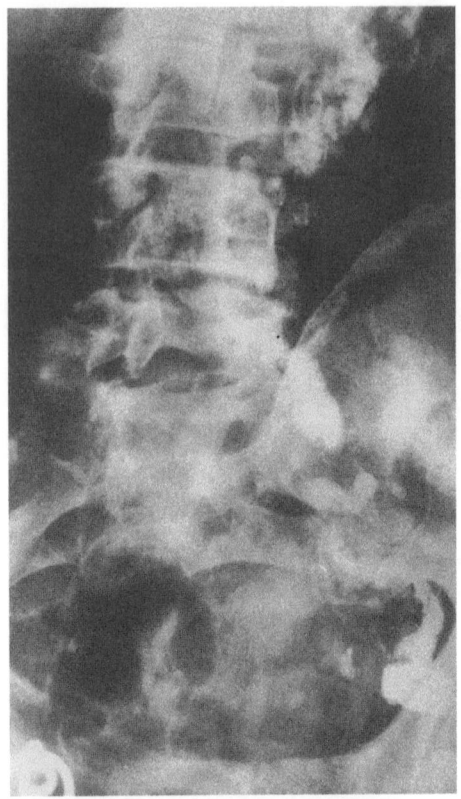

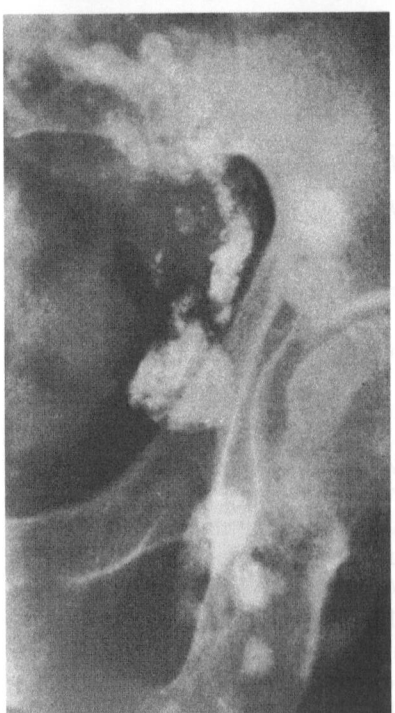

Lymphadenogramm (Abb. 22)

Merkmale:
Lymphknotenvergrößerungen meist gene-
ralisiert
Kontrastmittelanreicherung:
  grobfleckig – schollig – streifig
Speicherdefekte
Konturunterbrechungen

Ein Hauptmerkmal der chronisch lymphatischen Leukämie sind mäßig bis extrem vergrößerte Lymphknoten von rund-
licher oder ovaler Gestalt. Faustgroße retroperitoneale Lymphknotenkonglomera-
te sind bei der chronisch lymphatischen
Leukämie keine Seltenheit und können
deshalb als lymphographisches Hinweis-
symptom angesehen werden. Die Kontrastmittelanreicherung in den Lymphknoten ist grobfleckig und schollig. Das Spei-
cherbild ist insgesamt aufgelockert. Neben
einer fleckförmigen Kontrastmittelspeicherung sind in einzelnen Lymphknoten
feine, quer- und schrägverlaufende Kon-
trastmittelbänder zu erkennen. (RUETTI-
MANN und DEL BUONO, 1964) Die Konturunterbrechungen der marginalen Sinus
nehmen mit der Erkrankungsdauer zu.
Konturunterbrechungen treten besonders
häufig bei extrem vergrößerten Lymphknoten auf.

8.5 Zentroblastisch-zentrozytisches Lymphom
(Großfollikuläres Lymphoblastom –
Morbus Brill-Symmers)

Bei dem zentroblastisch-zentrozytischen
Lymphom handelt es sich um eine chroni-
sche, langsam fortschreitende, zur Genera-
lisierung neigende Erkrankung des lymphatischen Systems, die mit Vergrößerun-
gen von Milz und Lymphknoten einher-
geht.

◄

Abb. 22. Chronisch lymphatische Leukämie:
Große hyperplastische Lymphknoten ohne wesentliche Speicherdefekte

Lymphographische Befunde

Lymphangiogramm

Merkmale:
Lumenunterschiede
Störungen der Lymphdynamik
Lymphgefäßverlagerungen

Neben den geschlängelt verlaufenden Lymphgefäßen sind zum Teil auch etwas erweiterte Lymphgefäße sowie Kollateralgefäße und Abflußstörungen zu finden. Signifikante Unterschiede gegenüber der chronisch lymphatischen Leukämie bestehen nicht.

Lymphadenogramm

Merkmale:
Lymphknotenvergrößerungen
Kontrastmittelanreicherungen:
vorwiegend fleckförmig
Speicherdefekte

Das lymphographische Bild ist beim zentroblastisch-zentrozytischen Lymphom nicht einheitlich. Lymphographisches Hauptmerkmal ist die Vergrößerung der Lymphknoten. RUETTIMANN und DEL BUONO (1964) beobachteten das Nebeneinander von ausgedehnten speicherfreien Zonen und einer grobfleckigen und netzförmigen Speicherstruktur. Größere Speicherdefekte gehören ebenfalls zum Bild des zentroplastisch-zentrozytischen Lymphoms.

8.6 Tumormetastasen (Abb. 23 und 24)

Bei den Tumormetastasen lassen sich frühe Zellbesiedlungen nur mikroskopisch erfassen. Marginale Füllungsdefekte oder Lakunenbildungen sind röntgenologisch früh erfaßbar, wobei eine Drehkonstanz der Defekte auf den Röntgenaufnahmen gefordert wird. Die Begrenzung der Füllungsdefekte ist meist unregelmäßig und unscharf. Das solitäre Auftreten von Füllungsdefekten kann differentialdiagnostische Schwierigkeiten gegenüber degenera-

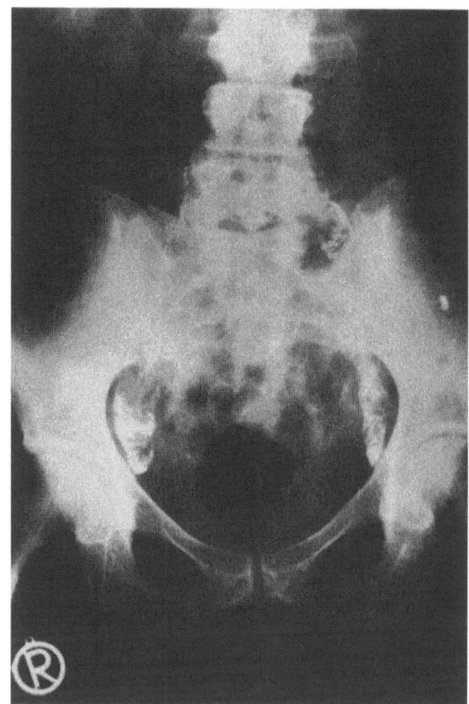

Abb. 23. Spinozelluläres Karzinom der rechten Leiste: Ausgeprägte Metastasierung auch zur Gegenseite; die praesakralen Lymphknoten (*links*) zeigen große, randständige Defekte

tiven Veränderungen bereiten, so daß als Beweis für eine Malignommetastasierung in die Lymphknoten das Auftreten zahlreicher Füllungsdefekte in benachbarten Lymphknoten und Lymphstationen angesehen wird. Ein wichtiges indirektes Zeichen der Metastasierung in Lymphknoten ist die Lymphabflußstörung im Sinne eines Lymphblockes. Die Auffüllung von Kollateralbahnen und Verdrängungssymptome sind neben einer Erweiterung der peripheren Lymphgefäße typisch. In fortgeschrittenen Fällen wird die lymphographische Diagnose der Tumormetastasierung keine Schwierigkeiten bereiten. In den Frühstadien ist eine differentialdiagnostische Abgrenzung gegen die Lipomatose und die Fibrose sowie andere entzündliche und lymphoblastöse Erkrankungen sehr schwierig.

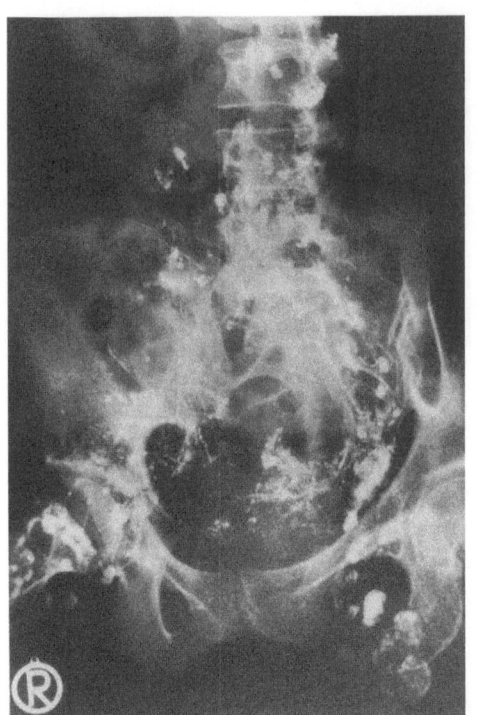
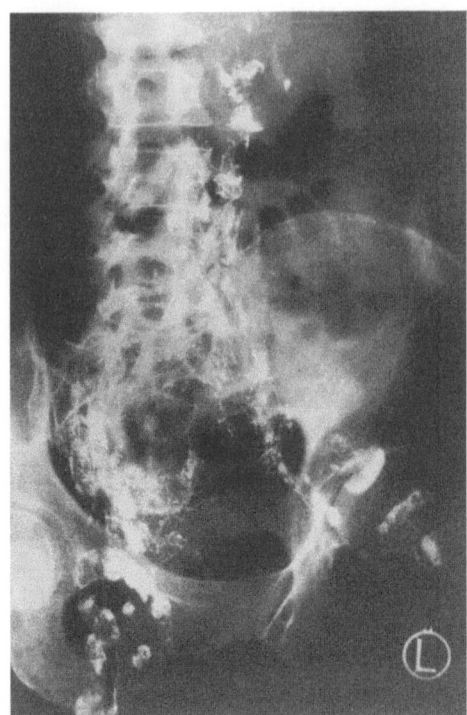
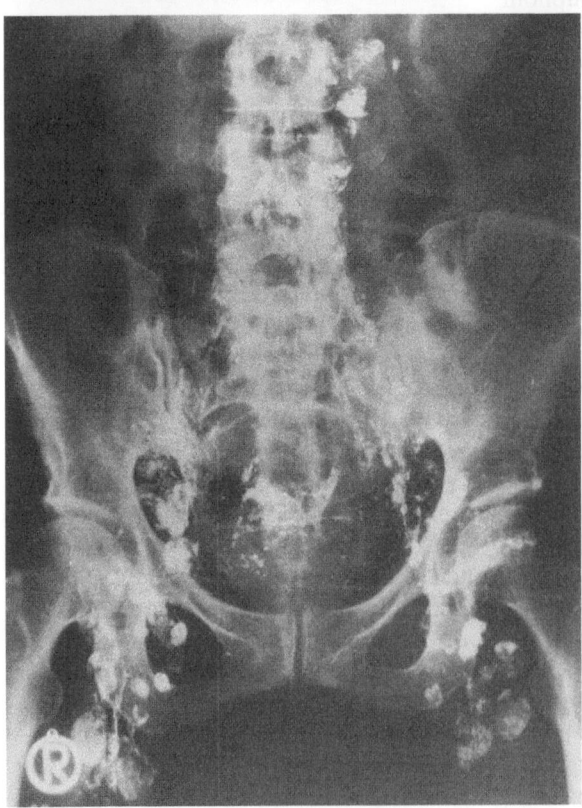

Abb. 24. Metastasen bei einem Portiokarzinom: Die Aufnahmen in den Standardpositionen zeigen drehkonstante Defekte in fast allen Lymphknoten

9 Wege gezielter Auswertung der Lymphogramme

1972 berichteten LÜNING et al. erstmals über Möglichkeiten einer gezielten Auswertung der lymphographischen Bilder. 1974 stellte die gleiche Arbeitsgruppe einen EDV-Katalog zur Erarbeitung lymphographischer Metastasenkriterien vor. Dieser Kriterienschlüssel sollte dem in der lymphographischen Diagnostik weniger Erfahrenen als methodische Hilfe beim Auswerten von Lymphogrammen dienen.

Die wichtigsten Kriterien des EDV-Katalogs, die eine wesentliche Erleichterung für den Diagnostiker darstellen, seien hier aufgeführt:

Neben den Personalien des Patienten, dessen Alter, der Dauer der Erkrankung, der Lokalisation des Primärtumors sowie anderer Erkrankungen, sollten Stadium des Tumors nach dem TNM-System und Therapie des Tumors vor der Lymphographie bekannt sein.

Zur genauen Lokalisation eines Tumors, vorhandener Metastasen oder Fibrosen bedienen sich LÜNING et al. eines Lokalisationsschlüssels sowie der Lymphknotenkarte.

In den folgenden Abschnitten werden die wichtigsten Punkte des Kriterienschlüssels wiedergegeben (LÜNING, 1972).

I. Lymphknotengruppen
   1. Inguinal links
   2. Inguinal rechts
   3. Iliakal ext. links
   4. Iliakal ext. rechts
   5. Iliakal komm. links
   6. Iliakal komm. rechts
   7. Lumbal links
   8. Lumbal rechts
   9. Axillär links
   10. Axillär rechts
   11. Supra-/subklavikular links
   12. Supra-/subklavikular rechts
   13. Popliteal links
   14. Popliteal rechts
   15. Mediastinal
   16. Inguinal inferior
   17. Inguinal superior
   18. Retrokrural
   19. Lumbaler Grenzlymphknoten rechts
   20. Kubital links
   21. Kubital rechts

II. Der lymphographische Befund sollte wie folgt abgefaßt werden:
   1. Normal (ohne Lokalisationsangabe)
      Nach Lokalisationsschlüssel und -skizze
   2. Metastatischer Prozeß
   3. Reaktive Hyperplasie
   4. Lipomatöse Veränderungen (Lipomatose)
   5. Fibröse Veränderungen (Fibrose)
   6. Strahleninduzierte Veränderungen

III. Angabe der genauen diagnostischen Maßnahme zur Sicherung des lymphographischen Befundes:
   1. Tomographie
   2. Lk-Punktion
   3. Offene Biopsie
   4. Operationshistologie
   5. Röntgenologische Verlaufskontrolle
   6. Zielaufnahmen (verschiedene Projektionen)

7. Phlebographie
8. Zweite Lymphographie (Intervall nach erster Lymphographie in Monaten)
9. Dritte Lymphographie (Intervall nach erster und zweiter Lymphographie in Monaten)

IV. Wichtige Hinweise für die Lymphknotenveränderungen sollten in einer Lymphknotenkarte eingetragen werden. Dazu müssen folgende von LÜNING et al. angegebene Kriterien berücksichtigt werden:

1. Lokalisation des Lk.
2. Radiogramm entfernter Lk.
3. Histologie der Lk.
4. Zytologie der Lk.
5. Lk.-Größe (stets vergleichende Angabe zum Lk.der Gegenseite)
   a) Stark vergrößert (größter Durchmesser doppelt so groß wie auf der Gegenseite
   b) Leicht vergrößert (größter Durchmesser weniger als doppelt so groß wie auf der Gegenseite)
   c) Nicht vergrößert
6. Lk.-Form
   a) Flach – abgeplattet
   b) Rotationselliptisch (ei-, spindel-, kugelförmig)
   c) Keulenförmig
   d) Andere Varianten der Lymphknoten-Form
7. Defekte
   a) Defektcharakter
      I. Füllungsdefekt
      II. Speicherdefekt
      III. Füllungs- und Speicherdefekt
   b) Defektlokalisation
      I. Randsinus erhalten (zentral)
      II. Randsinus nicht erhalten (marginal)
      III. Randsinus nicht beurteilbar
      IV. Hilär
      V. Multizentrisch

VI. Subtotal
VII. Totale Aufbrauchung des Lk.

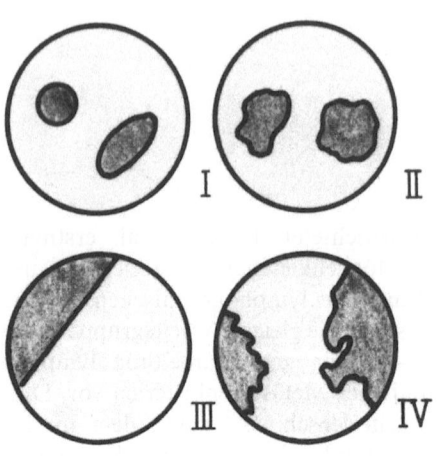

Abb. 25

c) Defektform (Abb. 25)
   I. Rund, oval
   II. Polyzyklisch
   III. Segmentartig
   IV. Mottenfraßähnlich
   V. Nicht klassifiziert

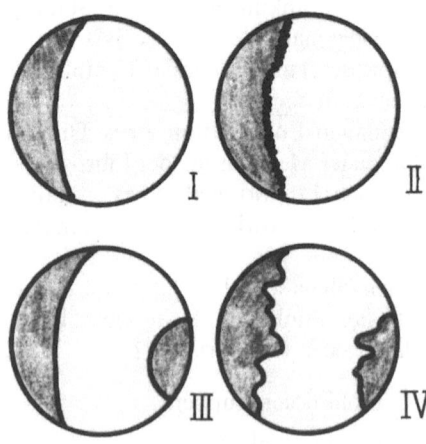

Abb. 26

d) Defektkontur (Abb. 26)
   I. Scharf
   II. Unscharf
   III. Regelmäßig
   IV. Unregelmäßig

e) Defektgröße
    I. Kleiner als 1/4 des Lk.
    II. 1/4–1/2 des Lk.
    III. 1/2–3/4 des Lk.
    IV. Größer als 3/4 des Lk.

8. Restparenchym
  a) Form des Restparenchyms (Abb. 27)
    I. Eierbecherphänomen
    II. Sichelförmig
    III. Zerhackt, zerbröckelt

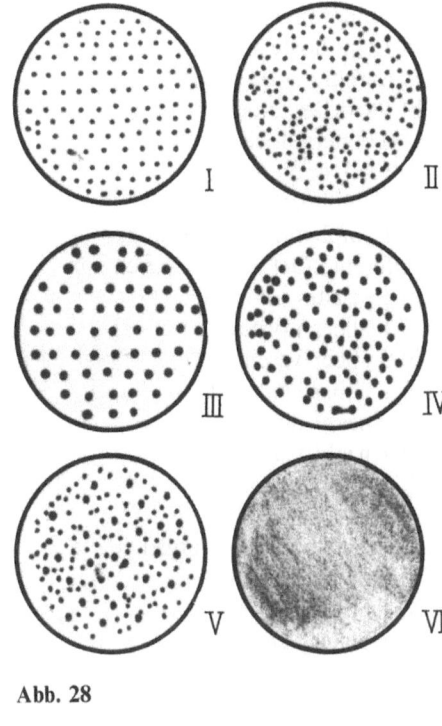

Abb. 28

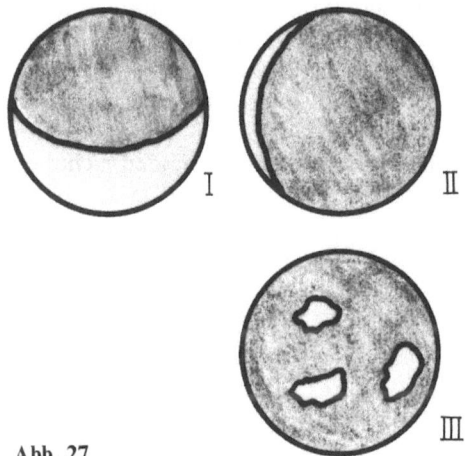

Abb. 27

b) Struktur des Restparenchyms (Abb. 28)
    I. Feingranulär, gleichmäßig
    II. Feingranulär, ungleichmäßig
    III. Grobgranulär, gleichmäßig
    IV. Grobgranulär, ungleichmäßig
    V. Fein- und grobgranulär, ungleich-
       mäßig
    VI. Strukturlos homogen

c) Kontrastdichte des Restparenchyms
   (Vergleich mit den Lk. der Gegenseite)
   (Abb. 29)
    I. Normal
    II. Allgemein erhöht
    III. Allgemein vermindert
    IV. Lokal erhöht
    V. Lokal vermindert

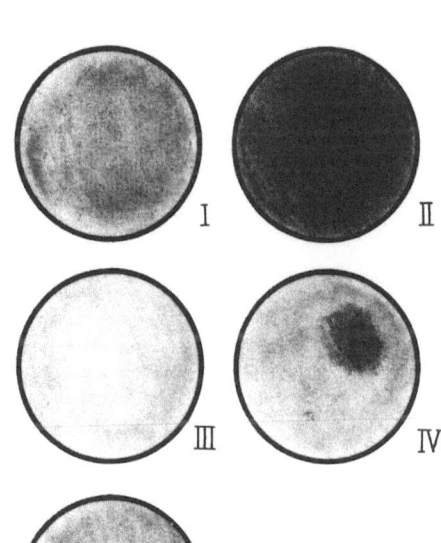

Abb. 29

9. Veränderungen der Lymphzirkulation
   a) Lymphostase: pränodär (Speicher-
      aufnahmen)
   b) Partieller Block
   c) Totaler Block
   d) Kollateralen
   e) Lymphgefäßabbruch
   f) Lymphgefäßverlagerungen
10. Afferente Gefäße (Vergleich zur
    Gegenseite)
   a) Kaliber normal
   b) Kaliber verengt
   c) Kaliber erweitert
   d) Anzahl normal
   e) Anzahl vermindert
   f) Anzahl vermehrt
   g) Nicht beurteilbar
11. Efferente Gefäße (Vergleich zur
    Gegenseite)
   a) Kaliber normal
   b) Kaliber verengt

   c) Kaliber erweitert
   d) Anzahl normal
   e) Anzahl vermindert
   f) Anzahl vermehrt
   g) Nicht beurteilbar

12. Lymphographische
    Gesamtbeurteilung der Lk.
   a) Normalbefund
   b) Metastase
   c) Reaktive Hyperplasie (einschließ-
      lich Entzündung)
   d) Lipomatose (lipomatöse degenera-
      tive Veränderungen)
   e) Fibrose (fibröse segmentäre degene-
      rative Veränderungen)
   f) Strahleninduzierte Veränderungen
   g) Zweifelhafter nicht entscheidbarer
      Befund
   h) Aus technischen Gründen nicht be-
      urteilbar

10 Lymphographische Differentialdiagnose bei lympho-retikulären Systemerkrankungen und Metastasen

Der differentialdiagnostische Wert der Lymphographie wird trotz großer Fortschritte noch sehr unterschiedlich eingestuft. Dies ist hauptsächlich darin begründet, daß hier die Interpretation der Bilder in besonderem Maße an die persönliche Erfahrung des Untersuchers geknüpft ist. Es wird von vielen Autoren vor einer Überbewertung der Lymphographie gewarnt. Während die Bedeutung der Lymphographie bei primär lymphoretikulären Neoplasien nicht angezweifelt wird, wird deren Anwendung zur Diagnostik von Lymphknotenmetastasen noch häufig abgelehnt.

Es sei nochmals ausdrücklich daraufhingewiesen, daß die Lagerung des Patienten auf dem Röntgentisch immer in derselben Weise erfolgen muß, um so eine Vergleichsmöglichkeit der einzelnen Bilder zu gewährleisten. Unter Beachtung dieser Forderung werden jeweils drei Röntgenbilder angefertigt: a. p. und zwei Schrägaufnahmen in einem Winkel von 30°. Mehr als bei anderen Röntgenuntersuchungen ist die diagnostische Sicherheit einerseits abhängig von detaillierten Kenntnissen der Theorie des Röntgenbildes, insbesondere von Superposition und Addition, andererseits von der Röntgenaufnahmequalität, die hohe Anforderungen an die Generatorleistung stellt.

Metastasen werden erst dann sichtbar, wenn sich das Größenverhältnis von nicht kontrastmittelspeichernder Metastase zum kontrastgebenden Lymphknotengewebe bis zu einem gewissen Grad zugunsten der Metastase verschoben hat. GERTEIS (1966) konnte anhand von Stufen- und Serienun-tersuchungen exstirpierter Lymphknoten nachweisen, daß das Ausmaß der kleinsten bisher im Röntgenbild sichtbaren Metastasen im mikroskopischen Präparat 2 × 3 mm betrug.

Zur differentialdiagnostischen Auswertung der Lymphogramme sollten folgende Kriterien bei der Beurteilung einzelner Lymphknoten berücksichtigt werden:

1. Generelle Kriterien

a) Größe des Lymphknotens mit Vergleich der Gegenseite
b) Verhalten von marginalen Sinus- bzw. Randkonturen
c) Form der Speicherstruktur und Grad ihrer Homogenität
d) Ausdehnung der Veränderungen
   – lokalisiert
   – generalisiert
e) Veränderung der Lymphpassage

2. Einzelkriterien

Speicherstrukturen im Lymphogramm

a) Feingetüpfelte Speicherstruktur: im Röntgenbild harmonisch granuliert, Randkonturen scharf oder fein gekerbt (Abb. 29).
Bei der Beurteilung müssen individuelle anatomische Abweichungen berücksichtigt werden. So differieren Zahl, Form und Größe der Lymphknoten in Abhängigkeit von Funktion und Lokalisation sowie nach Alter des Patienten. Fehlbeurteilungen des normalen Lymphogramms werden durch sog. „Pseudostops" bedingt, die durch ungenü-

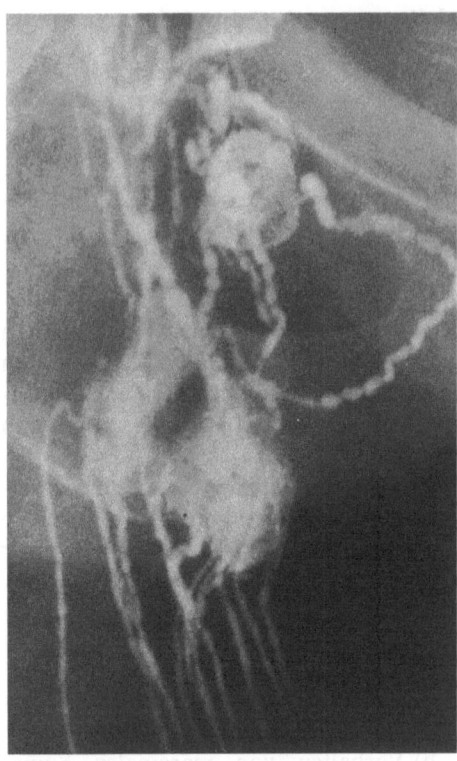

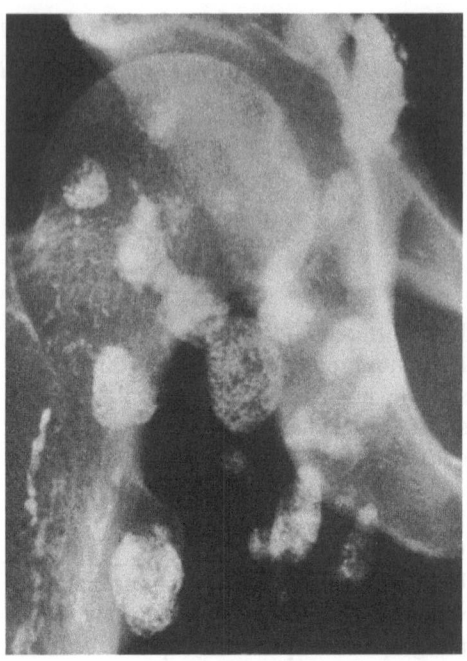

Abb. 31. Homogene Speicherstruktur bei degenerativen Lymphknotenveränderungen in den Randsinus

Abb. 30. Feingetüpfelte Speicherstruktur bei reaktiver Lymphknotenschwellung

gende Kontrastmittelinjektion vorgetäuscht werden (Abb. 30).

b) Homogene Speicherstruktur: Involution, Atrophie sowie degenerative Veränderungen infolge physiologischer Alterung können die Speicherfähigkeit einzelner Lymphknoten herabsetzen (Abb. 31). Die Lymphknoten im Alter sind verkleinert, die Lymphbahnen rarifiziert. Je nach Größe des Lymphknotenrestes können in Abhängigkeit vom Strahlengang verschiedenartige Bilder auftreten (halbmond-, hufeisen-, haarnadel- oder ringförmig).

c) Feinkörnig aufgelockerte Speicherstruktur: Bei benignen (spezifischen und unspezifischen Entzündungen) und malignen (Frühformen von Systemerkrankungen) Lymphknotenerkrankungen

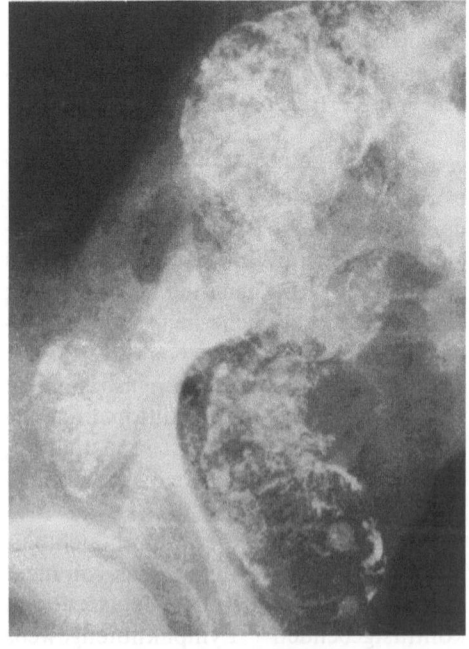

Abb. 32. Großschollig aufgelockerte Speicherstruktur bei zentroblastischem Lymphom (Lymphosarkom)

können die Kontrastmitteltröpfchen gleichmäßig verteilt kleinvakuolige bis schaumige Bilder zeigen.

d) Grobschollige Speicherstruktur:
Gleichmäßige bis großtropfige Verteilung des Kontrastmittels ist nie generalisiert sondern immer nur als regionäre Reaktion bei Entzündungen oder Karzinommetastasen in einzelnen Lymphknoten nachweisbar. Die Lymphknoten sind nur mäßig vergrößert.

e) Grobschollig aufgelockerte Speicherstruktur (Abb. 32):
 – *Lokalisiert:* Bei Entzündungen und/oder lokalen Metastasen.
 – *Generalisiert:* Bei Frühformen maligner Lymphome, chronisch lymphatischer Leukämie, Polyarthritis rheumatica, epitheloidzelliger Tuberkulose, Makroglobulinämie (Morbus Waldenström). Ähnliche Bilder zeigen sich auch bei Kollagenkrankheiten, Bruzellose und Berylliose sowie im Rahmen dermatologischer Krankheitsbilder (z. B. Lues, Psoriasis).

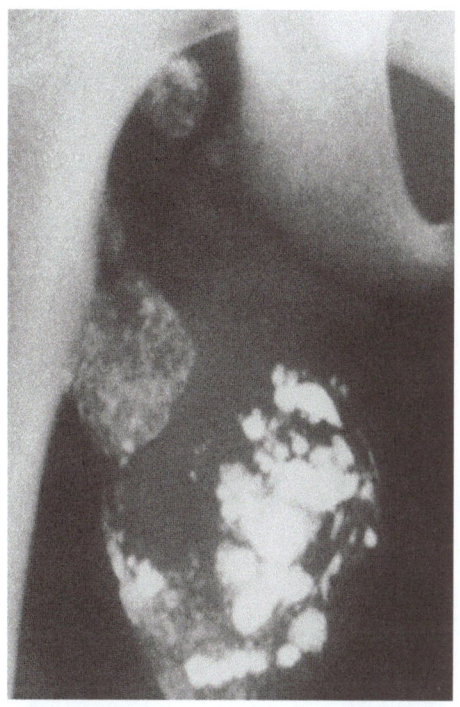

Abb. 33. Lakunär aufgelockerte Speicherstruktur bei Lymphknotenmetastasen eines Melanoms

f) Lakunär aufgelockerte Speicherstruktur (Abb. 33): Die Kontrastmitteltröpfchen sind in den mäßig bis deutlich vergrößerten Lymphknoten großwabig bis blasig verteilt. Durch die Verdrängung der Sinus entsteht ein disharmonisches, streifiges oder netzförmiges Bild, das für maligne Lymphome, granulomatöse und nekrotisierende Epitheloidzellreaktionen (Sarkoidose, Tuberkulose, Lues II und III, Pilzerkrankungen) jedoch seltener für Metastasen spricht.

g) Blasige bis zystische Speicherstruktur (Abb. 34): Das Kontrastmittel ist in Form von Tröpfchen, Schollen, zarten Streifen oder Bändern in den erheblich vergrößerten Lymphknoten verteilt. Die Lymphknoten zeigen randständige Defekte. Konglomeratbildungen führen zum Verwischen der Grenzen zwischen einzelnen Lymphknoten. Hierbei sollte

man an fortgeschrittene Stadien maligner Lymphome (Lymphogranulomatose, großfollikuläres Lymphoblastom) in seltenen Fällen an Lymphknotenmetastasen und granulomatöse, nekrotisierende Entzündungen denken. Bei den malignen Lymphomen ist in diesen Stadien eine Differentialdiagnose nicht mehr möglich. Bei gleichzeitigem Vorliegen von Früh- und Spätstadien mit Veränderungen an verschiedenen Lymphknoten im gleichen Lymphogramm besteht am ehesten der Verdacht auf Morbus Hodgkin.

h) Defekte der Speicherstruktur (Abb. 35):
 – *Partielle Speicherdefekte* lassen an Metastasen, verkäsende Tuberkulose oder herdförmige Fibrome denken.
 – *Subtotale Speicherdefekte:* Erhaltene Reste der Lymphknoten ohne

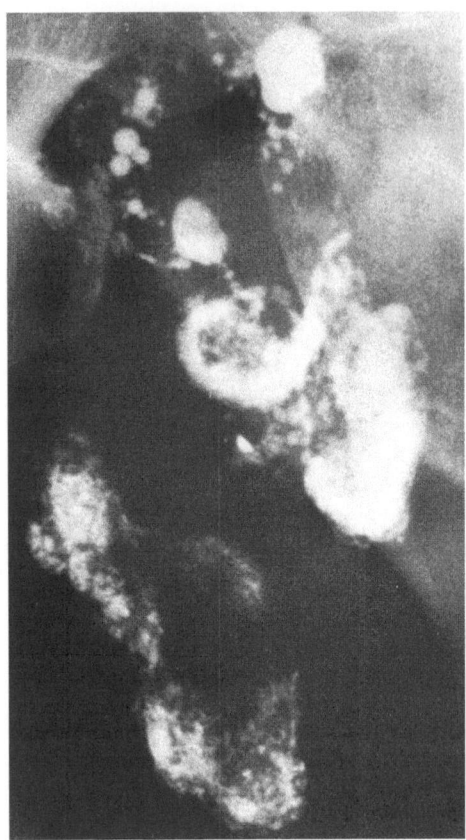 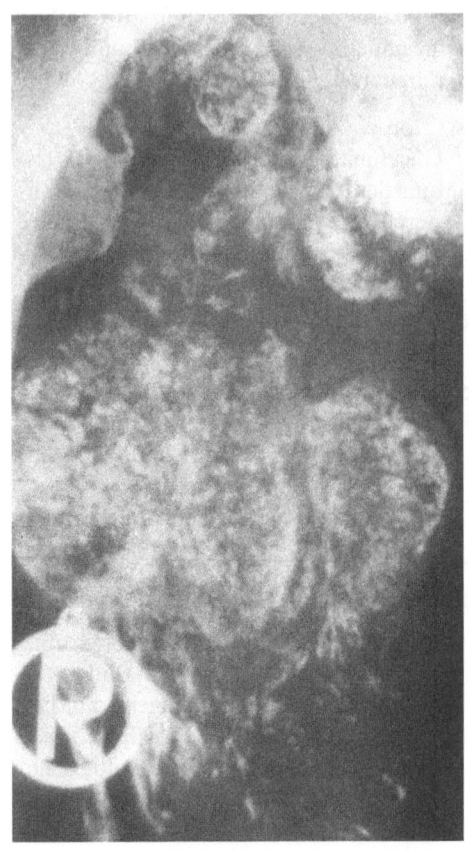

Abb. 34. Blasig bis zystische Speicherstruktur bei Lymphknotenmetastasen eines Peniskarzinoms

Abb. 35. Subtotale Speicherdefekte bei zentroblastisch-zentrozytischem Lymphom (Morbus Brill-Symmers; Spätform)

Füllungsdefekte sprechen für eine ausgedehnte Lipomatose. Fortgeschrittene Metastasierungen, Spätformen maligner Lymphome und spät nekrotisierende granulomatöse Entzündungen zeigen Passagestörungen, Füllungsdefekte, abnorme Gefäßverläufe und Stauungszeichen.

– *Totale Speicherdefekte:* Gefäßblockkaden und Gefäßanomalien sprechen für schweren tumorösen (metastatischen) Befall der Lymphknoten. Sollte ein totaler Abbruch sämtlicher Lymphbahnen vorliegen, ist eine Differenzialdiagnose nicht mehr möglich.

11 Fehlermöglichkeiten der Lymphographie

RUETTIMANN (1966) beschreibt die technischen Fehler und Möglichkeiten der falschen Interpretation des Lymphogramms. Er zeigt anhand einer Arbeitshypothese die Möglichkeiten für eine erfolgreiche lymphographische Diagnostik und Differentialdiagnostik.

1. Technische Fehler
   a) Fehlende Füllung einer Seite oder von Teilgebieten der Lymphkette.
   b) Nicht gleichzeitige Füllung bei bilateraler Lymphographie (Anlaß zu Fehldeutungen).
   c) Bei bilateraler Injektion sollen zwei Injektionsspritzen verwendet werden, um eine schlechtere Füllung infolge erhöhten Widerstandes einer Seite zu vermeiden.
   d) Kontrolle mittels Durchleuchtung oder Probeaufnahme einige Minuten nach Beginn der Injektion an Extremitäten, um die kontinuierliche Füllung zu kontrollieren.
2. Kenntnis der Anamnese: Z. B. ob Ödeme, Infektionen, Traumata an den Extremitäten vorgekommen sind, ob Operationen im Bauchraum durchgeführt wurden usw.
3. Der klinische Befund muß dem Radiologen bekannt sein. Insbesondere ist es wesentlich, daß er selbst eine Palpation, vor allem der Inguinalgegend und des Abdomens vornimmt. (Eine Leistenhernie kann z. B. ähnliche Verdrängungserscheinungen im Bereich der inguinalen Lymphknoten hervorrufen wie ein Tumor.)
4. Die Lymphographie soll als diagnostische Methode nicht überfordert werden, also keine Mikrodiagnostik. Nur eindeutige Befunde sollen als pathologisch angegeben werden.

Als wichtigste Quellen von Fehldeutungen müssen wir die degenerativen Veränderungen betrachten. Oft werden einzelne Lakunen anfänglich als Frühmetastasen angesprochen. Auf Metastasen kann man sich nur festlegen, wenn mehrere Lakunen akkumuliert vorkommen und die Speicherstruktur in auffallender Weise gestört ist.

Sehr wichtig sind bei unklarem Befund fortlaufende Kontrollen, um eine zusätzliche Größenzunahme der Lakunen feststellen zu können. Lipomatös veränderte Partien im Zentrum oder in Hilusnähe des Lymphknotens lassen sich gegenüber dem funktionierenden Lymphknotengewebe leicht abgrenzen. Hier ist der Lymphknoten nie vergrößert. Nicht ausgedehnte Fibrosen zeigen kaum einmal Passagestörungen oder Blockadezeichen. Erst ausgedehnte Fibrosen können zur Gefäßdilatation, lokalisierten Stauung oder Kollateralenbildung führen.

Die Einführung der Lymphographie durch KINMONTH (1952) hat zweifellos das Spektrum der Aussagemöglichkeiten in der Röntgendiagnostik erweitert. Der Wert der diagnostischen Aussage ist bei den gutartigen Erkrankungen des lymphatischen Systems (Lymphödem, Anomalien der Lymphbahnen und Entzündungen) gering. Unter den malignen Erkrankungen sind die primären Neoplasien des lymphoretikulären Systems (Morbus Hodgkin, Lymphosarkom, Morbus Brill-Symmers, lymphatische Leukämie u. a.) erheblich früher, sicherer und leichter zu erkennen als die sekundären Neoplasien (Metastasen). Die Diagnostik der Lymphknotenmetastasen wird durch folgende Tatsachen erschwert:

1. Der Speicherdefekt muß mindestens 2 × 3 mm groß sein.
2. Kontrastmittelaussparungen in Lymphknoten können degenerativer Art sein.
3. Nicht alle klinisch wichtigen Lymphknoten sind darstellbar (z. B. hypogastrische Lymphknoten).
4. Lymphknotenmetastasen neigen zur Blockierung der zuführenden Lymphbahnen, so daß befallene Lymphknoten nicht kontrastiert werden. Man ist dann auf indirekte Tumorzeichen, wie Stauung der zuführenden oder Verdrängung der vorbeiziehenden Lymphbahnen oder Öffnung von Kollaterallymphbahnen angewiesen.

Durch die Möglichkeit einer relativ frühen Metastasendiagnostik (z. B. im Retroperitonealraum) und einer gezielten Diagnostik der lymphoretikulären Erkrankungen sind wir in der Lage, frühzeitig mit der Therapie zu beginnen. Die über 3–12 Monate andauernde Kontrastmittelspeicherung in den Lymphknoten erlaubt es, ohne erneute Kontrastinstillation den therapeutischen Erfolg von Zytostatika und Strahlentherapie zu verfolgen.

13 Literatur

ABBES, M.: Aspects actuels de la lipiodo-lymphographie. Ann. Chir. (Paris) 17, 689 (1963)

ARNULF, G., BENICHOUX, R., LOSSON, J., MORIN, G.: Documents expérimentoux et cliniques sur la lymphographie. Presse méd. 62, 1631 (1954)

ARVAY, N., PICARD, J. D.: La lymphographie Vol. I, Paris: Masson 1963

ASELLI, G.: De lactibus sive lactiss venis quarto vasorum mesaraicorum genere novo invento dissertatio. Mediolani apud J. B. Bidellum, 1627 (Zit. nach MANI, N.)

AVERETTE, H. E., HUDSON, R. C., FERGUSON, J. H.: Lymphangioadenography: Applications in the study and management of gynecologie cancer. Cancer 17, 1093 (1964)

BARTH, V.: Indikation zur Lymphographie im Kindesalter. Z. Allg. med. 51, 606 (1975)

BARTHOLNI, T.: Vasa lymphatica nuper Hafniae in animantibus inventa, et hepatitis exsequiae. Parisiis, apud viduam M. Dupuis, 1653

BECKER, W.: Lymphknotenerkrankungen des Halses. Dtsch. Aerztebl. 72, 869 (1975)

BELTZ, L.: Lymphneoplasien des retroperitonealen Raumes, lymphographische Verlaufskontrolle nach Strahlentherapie. Radiol. Austr. 18, 227 (1968)

BELTZ, L., THURN, P.: Das Lymphogramm beim tumorösen retroperitonealen Lymphblock. Fortschr. Röntgenstr. 102, 278 (1965)

BODE, A.: Lymphographie bei Kindern. Fortschr. Röntgenstr. 123, 168 (1975)

BOURDON, R., DESPREZ-CURELV, J. P., BISMUTH, V.: La lymphographie en carcinologie. Gaz. med. Fr. 69, 3015 (1962)

BRAUS, H.: Lymphgefäßsystem. In: Anatomie des Menschen, Bd. 4. Berlin: Springer 1940

BUCHELT, L., HESS, F.: Die Lymphographie. Dtsch. Aerztebl. 69, 2795 (1972)

BUCHELT, L., SCHNEIDER, R.: Lymphogramm mit massivem Kontrastmittelübertritt in den Dickdarm bei metastasenbedingtem, retroperitonealem, lymphatischem Block. Fortschr. Röntgenstr. 106, 891 (1967)

BUHTZ, C., LÜNING, M., MACH, S., MELZER, B., RÖDER, K.: Standardisierungsempfehlungen für die Fußlymphographie. Ausgearbeitet von einer Studiengruppe der Arbeitsgemeinschaft. Rad. diagn. 15, 503 (1974)

CHUDACEK, Z., HALOUSKOVA, M.: Lymphovenöse Verbindungen zwischen den Lymphgefäßen des Beckens und dem Pfortadersystem. Fortschr. Röntgenstr. 105, 227 (1965)

COLIN, R.: L'exploration du système lymphatique en pathologie chirurgicale, ses principes, ses méthodes, ses applications pratiques actuelles. Montpellier: Thesis 1958

COLLETTE, J. M.: Etude radiologique de la circulation lymphatique superficielle et des relais ganglionaires correspondents, considérations expérimentales et clinques, les diagnostics lymphographiques. Brux. méd. 37, 1869 (1957)

COLLETTE, J. M.: La lymphographie dans des lymphostases acquises. Ann. Radiol. Paris 1, 211 (1958)

COLLETTE, J. M., TOUSSAINT, R.: Lymphographie experimentale aprés lymphadenectomie. Min. cardioangiol. eur. 3, 118 (1955)

CONTI, T., MUSSA, L., FONDA, G.: Modificazioni della circolazione della linfa degli arti inferiori arterie vene. Ricerche linfografiche sperimentali. Ann. ital. chir. 32, 513 (1955)

CRUICKSHANK, W.: The anatomy of the absorbing vesels of the human body. London 1786

DESPRÉZ-CURELY, J. P., BISMUTH, V., FRON, P., BOURDON, R.: La lymphographie du membre supérieur dans les affections tumorales malignes. Ann. Radiol. 6, 437 (1963)

DIERICK, W. S., VON VAERENBERGH, P. M.: Lymphographie en cancerologie. J. belge Radiol. 46, 38 (1963)

DRINKER, C. K., FIELD, M. E.: Lymphatics, lymph and tissue fluid. Baltimore: Williams and Wilkins 1931

DRINKER, C. K., FIELD, M. E., WARD, H. K.: The Filtering capacity of Lymphnodes. J. Exp. Med. 59, 393 (1934)

DRINKER, C. K., WARREN, M. F., MAURER, F. W., MC CARRELL, J. D.: The flow, pressure and composition of cardiac lymph. Am. J. Physiol. 130, 43 (1940)

DRINKER, C. K.: The lymphatic system: Its part in regulating composition and volume of tissue fluid. In: Lane Medical Lectures. Stanford Calif.: Stanford Univ. Press 1942

DURANTEAU, M., DURY, F., PROUX, C., LEGER, L.: Essai de lymphographie abdomino-thoracique par injection intrapéritonéale de substances iodées. Presse méd. 63, 15 (1955)

ELKE, M.: Einige Aspekte der lymphographischen Metastasendiagnostik urologischer Tumoren. Radiol Austr. 17, 275 (1967)

FAYOS, J., HENDRICK, R., MAC DONALD, V., LAMPE, J.: Hodgkin's disease. Am. J. Roentgenol. 93, 557 (1965)

FISCH, U., DEL BUONO, M. S.: Zur Technik der zervikalen Lymphographie. Schweiz. med. Wschr. 93, 994 (1963)

FISCH, U., DEL BUONO, S.: Die Lymphographie des Halses. Arch. Ohr.-, Nas.- u. Kehlk.-Heilk. 182, 311 (1963a)

FUCHS, W. A.: Tumordiagnostik durch die Lymphographie. Radiol. clin. 31, 277 (1962)

FUCHS, W. A.: Lymphographie und Tumordiagnostik. Berlin, Heidelberg, New York: Springer 1965

GEORGI, M.: Kontrastanfärbung der Leber – Eine seltene Komplikation während der Lymphographie. Fortschr. Röntgenstr. 106, 853 (1967)

GERTEIS, W.: Die lymphographische Kontrolle der Supervolttherapie des Genitalcarcinoms. Geburtsh. Frauenheilkde. 25, 166 (1965)

GERTEIS, W.: Lymphographie und topographische Anatomie des Beckenlymphsystems. Beilagh. z. Z. Geburtsh. Bd. 165, Stuttgart: Enke 1966

GILLY, G., TAENZER, V.: Kontrastmittelspeicherung in der Leber nach Lymphographie. Fortschr. Röntgenstr. 106, 888 (1967)

GODART, S., COLLETTE, J. M., DALEM, J.: Pathologie chirurgicale des vaisseaux lymphatiques. Acta chir. belg. Suppl. I, 1–116 (1964)

GOULD, J. R., SCHAFFER, B.: Surgical Applications of Lymphographie. Surg. Gynecol. Obstet. 114, 683 (1962)

GREGL, A.: Lymphographie und Pharmakolymphographie. Stuttgart: Fischer 1975

GÜNTHER, E., GREUEL, H., MENGE, E.: Differentialdiagnostische Kriterien in der Lymphographie bei Systemerkrankungen und Metastasen. Radiologe 15, 120 (1975)

HEIDENHAIN, R.: Versuche und Fragen zur Lehre von der Lymphbildung. Pflügers Arch. 49, 209 (1891)

HERMAN, P. G., BENNINGHOFF, D. L., SCHWARZ, S.: A physiologie approach to lymph flow in lymphography. Am. J. Roentgenol. 91, 1207 (1964)

HEUCK, F.: Lymphographie. In: Klinische Röntgendiagnostik Innerer Krankheiten, Bd. III/2. HAUBRICH, R. (Hrsg.). S. 1131. Berlin, Heidelberg, New York: Springer 1972

HRESHCHSHYN, M., SHEEHAN, R.: Lymphangiography in patients with pelvic cancer and lymphomas. Proc. Am. Ass. Cancer Res. 3, 121 (1960)

HUNTER, W.: Two introductory lectures to his last course of anatomical lectures at his theatre in Windmill, St. Johnson. London: 1784

JANSSEN, N., SCHERMULY, W.: Rückbildung von lympho-venösen Shunts nach Tumortherapie. Fortschr. Röntgenstr. 113, 503 (1970)

JOHANSSON, S., THEANDER, G., WEHLIN, L.: Komplikationen bei der Lymphographie. Radiologe, 5, 329 (1965)

KAPLAN, H. S.: Long-term results of palliative and radical radiotherapy of Hodgkin's disease. Cancer Res. 26, 1250 (1966)

KINMONTH, J. B.: Lymphangiographie in man. Method of outlining lymphatic trunks at operation. Clin. Sci. 11, 13 (1952)

KREEL, L.: Armlymphographie after Mastectomy. In: Progress in Lymphology, p. 261. Stuttgart: Thieme 1967

KOEHLER, P. R.: Complications and accidents in lymphography. In: Progress in Lymphology. RÜTTIMANN, A. (Hrsg.), p. 306. Stuttgart: Thieme 1967

KUBIK, S.: Bau und Blutversorgung der bronchopulmonalen Segmente und ihre Variationen. Anat. Entwickl. Gesch. 83, 521 (1962)

KUBIK, S.: Morphologische Grundlagen des Lymphsystems. Diagnostik 4, 477 (1971)

KUNITSCH, G., SAURE, D.: Lymphographischer Nachweis von Metastasen solider Organtumoren. Röntgenblätter 28, 151 (1975)

LAGEMANN, K.: Probleme und Gefahren der Lymphographie. Dtsch. med. Wschr. 92, 2322 (1967)

LEENHARDT, P., COLIN, R.: De l'exploration du systeme lymphatique. J. Radiol. Electrol 38, 722 (1957)

LIEBERKÜHN, J. N.: Zitiert nach MEYER-BURG, J., ARBEITER, G.: Der abdominelle Lymphkreislauf. Baden-Baden: Witzstrock, 1977

LIPPERT, H.: Das Lymphsystem des Uterus und seine Abflußwege. Radiologe 5, 336 (1965)

LUDVIK, W., ZAUNBAUER, W.: Die Lymphographie in der Chirurgie. Radiol. Austr. 16, 201 (1966)

LUDWIG, C.: Lehrbuch der Physiologie des Menschen. Leipzig: Winter 1858

LÜNING, M., RICHTER, J., WIEDEMANN, F. H., ALTMANN, R., FABER, M., RAAB, K., LUTHER, B.: Methodisches Vorgehen beim Erarbeiten lymphographischer Metastasenkriterien. Radiol. diagn. 13, 149 (1972)

LÜNING, M.: Methodik der Dokumentationsauswertung zur Erarbeitung von Metastasenkriterien (Ergebnisbericht). Radiol. diagn. 13, 583 (1972)

LÜNING, M., WIEDEMANN, F. H., RAAB, K., RICHTER, J., KRÜGER, H. G., (Berlin); ZYB, A. F., NESTAIKO, O., GILOV, Ju. M., MANNANOV, I. S., (Obninsk): EDV-Katalog zur Erarbeitung lymphographischer Metastasenkriterien. Radiol. diagn. 15, 507 (1974)

LÜNING, M., WILJASALO, M., WEISSLEDER, H.: Lymphographie bei malignen Tumoren. Stuttgart: Thieme 1976

MANI, N.: Die historischen Grundlagen der Leberforschung. 2 Bde. Stuttgart, Basel: Schwabe 1967

MARKOVITS, P., GRELLET, J., BLACHE, R.: A propos des hepatographies observées au cours des Lymphographies. Ann. Radiol. 8, 535 (1965)

MASCAGNI, P.: Vasorum lymphaticorum corporis humani historia et iconographia. Senis 1787

MENVILLE, L. J., ANE, J. N.: Roentgen visualization of lymphnodes in animals. Preliminary report. J.A.M.A. 98, 1796 (1932)

MEYER-BURG, J.: Das Lymphgefäßsystem der Leber. Eine historische Einführung. Leber-Magen-Darm 4, 257 (1974)

MOLNAR, Z., BÖHM, K., VARGA, Gy.: Patent-Blau-Allergie bei der Lymphographie. Röntgen-Blätter 29, 100 (1976)

MONTEIRO, H.: La lymphangiographie chez le vivant: Méthode, résultats et aplications. Brux. méd. 19, 205 (1938)

MOSLER, U.: Zur lymphographischen Diagnostik der großen ableitenden Lymphwege. Med. Welt 24, 2026 (1973)

MÜLLER, K.-H. G., SPAICH, I.: Kontrastmittelansammlung in der Leber bei Blockade der retroperitonealen Lymphbahnen. Fortschr. Röntgenstr. 120, 50 (1974)

MÜLLER, K.-H. G., SPAICH, I.: Kontrastmittelaustritte in die freie Bauchhöhle bei bestrahltem und cytostatisch behandeltem Morbus Hodgkin Stadium IV während der retroperitonealen Lymphographie. Fortschr. Röntgenstr. 122, 79 (1975)

MÜLLER, K.-H. G.: Darstellung intrapulmonaler Lymphknoten bei Lymphographie über die unteren Extremitäten. Fortschr. Röntgenstr. 122, 276 (1975)

PECQUET, J.: Experimenta nova anatomica. Parisiis 1651

PFAHLER, G. E.: A demonstration of the lymphatic drainage from the maxillary sinus. Am. J. Roentgenol. 27, 352 (1932)

PICARD, J. D., ARVAY, N.: Lymphographie par produit de contrast liposoluble, opafication des voies abdominoaortiques et du canal thoracique. Presse méd. 69, 144 (1951)

PICARD, J. D., MANLOT, G.: La lymphographie dans les cancers du testicule. Ann. Radiol. 5, 565 (1962)

PICARD, J. D.: La lymphographie en gynécologie. Ann. Chir. (Paris) 16, 1775 (1962)

PRIVESZ, M. G.: Roentgenography of the Lymphatic System. Leningrad: USSR 1948

PRESSMANN, J. J., SIMON, M. B., HAND, K., MILLER, J.: Passage of fluids, cells and bacteria via direct communications between lymphnodes and veins. Surg. Gynecol. Obstet. 115, 207 (1962)

PROSNITZ, L. R., FISCHER, J. J., VERA, R., KLIGERMAN, M. M.: Hodgkin's disease treated with radiation therapy: follow-up data and the value of laparatomy. Am. J. Roentgenol. 114, 583 (1972)

PROUX, C., LEGER, F., CURY, BINET, M.: Lymphographie par injection de substances iodées intraarticulaire. Note préliminaire. Presse méd. 64, 617 (1956)

RAAB, K., LUTHER, B., LÜNING, M., ALTMANN, R., THORMANN, Th.: Lymphographische Metastasenkriterien beim malignen Melanom. Radiol. diagn. 13, 329 (1972)

RAAB, K., LÜNING, M., MELZER, B.: Beitrag zur Deutung lymphographischer Metastasenkriterien – Kontrastdichte, Defektbegrenzung und Defektlokalisation. Radiol. diagn. 15, 321 (1974)

RAJARAM, P. C.: Lymphatic dynamics in Filarial Chyluria and Prechyluric State. – Lymphographic-Analysis of 52 Cases. Lymphology 3, 114 (1970)

RIEMANN, H.: Lymphographische Befunde bei selteneren Erkrankungen. Radiologe 5, 333 (1965)

ROS, de, T.: Die besondere Bedeutung ergänzender Untersuchungsmethoden bei der Lymphographie. Radiologe 8, 202 (1968)

RUBIN, P., KUROHARA, S. S.: Has prophylactic irradiation proved itself in the treatment of localized Hodgkin's disease? Radiology 87, 240 (1966)

RUDBECK, O.: Nova exercitatio anatomica. Heldelbergae 1659

RÜTTIMANN, A., DEL BUONO, M. S.: Die Lymphographie. In: Ergebnisse der medizinischen Strahlenforschung. Bd. 1. SCHINZ, H. R., GLAUNER, R., RÜTTIMANN, A. (Hrsg.), S. 248. Stuttgart: Thieme 1964

RÜTTIMANN, A.: Fehlermöglichkeiten bei der Lymphographie. Radiol. Austr. 16, 77 (1966)

RÜTTIMANN, A.: Das Lymphsystem des retroperitonealen Raumes. Radiol. Austr. 17, 263 (1967)

RÜTTIMANN, A.: Progress in Lymphology. Stuttgart: Thieme 1967

RÜTTIMANN, A., WIRTH, W.: Möglichkeiten und Grenzen der Lymphographie mit öligem Kontrastmittel. Radiologe 8, 140 (1968)

RUSZNYAK, L.: Role of the lymphatics in the origin of edema. Orv. hetil. 91, 385 (1950)

SABIN, F. R.: The lymphatic system in human embryo; with a consideration of the morphology of the system as a whole. Am. J. Anat. 9, 43 (1909)

SCHIMANSKI, K., SCHMIDT, H.: Das Lymphadenogramm als Kontrollmöglichkeit gezielter therapeutischer Maßnahmen. Radiologe 8, 212 (1968)

SCHÖNENBERG, H.: Kongenitales, primäres, chylöses Lymphödem. Klin. paediatr. 186, 222 (1974)

SERVELLE, M., DREYSSON, M.: Reflex of the intestinal chyle in the lymphatics of the leg. Ann. Surg. 133, 234 (1951)

STACHER, A.: Grundzüge der Therapie maligner Lymphome. In: Leukämien und maligne Lymphome. STACHER, A. (Hrsg.). München: Urban & Schwarzenberg 1973

STARLING, E. H.: The fluids of the body. The Herter Lectures. Chicago: Keener & Company 1909

TJERNBERG, B.: Lymphography as an aid to examination of lymphnodes. Acta Soc. Med. Upsalien 61, 207 (1956)

TRAPP, P.: Nachweis eines lymphovenösen Shunts im Lymphogramm. Fortschr. Röntgenstr. 106, 465 (1967)

VACHTEL, V. S.: X-ray examination on lymphcirculation in burns and chillblains. Khirurgiia (Mosk) 9, 54 (1955)

VIAMONTE, M., KOEHLER, P. R., WITTE, M., WITTE, C.: Progress in Lymphology II. Stuttgart: Thieme 1970

WALLACE, S., JACKSON, L., DODD, G. D., GREMING, R. R.: Lymphatic dynamics in certain abnormal states. Am. J. Roentgenol. 91, 1187 (1964)

WEISSLEDER, H.: Die Lymphographie. Ergeb. inn. Med. Kinderheilkd. 23, 297 (1965)

WEISSLEDER, H., BAUMEISTER, L.: Das lymphographische Bild der chronischen lymphatischen Leukämie. Fortschr. Röntgenstr. 105, 24 (1966)

WEISSLEDER, H., PETERS, P. E.: Lymphographische Differentialdiagnose bei Lymphknotenerkrankungen. Fortschr. Röntgenstr. 114, 517 (1971)

WENZEL, J.: Normale Anatomie des Lymphgefäßsystems. In: Handbuch der Allgemeinen Pathologie III/6/89. Berlin Heidelberg New York: Springer 1972

WILJASALO, S.: Lymphographic polymorphism in Hodgkin's disease. Correlation of lymphography to histology and duration. Acta radiol. (Stockh.) Suppl 289 (1969)

ZUM WINKEL, K.: Lymphographie mit Radionukliden. Berlin: Hoffmann 1972

ZUM WINKEL, K., HERBST, H.: Möglichkeiten und Grenzen der Lymphszintigraphie. Dt. Aerztebl. 71, 69 (1974)

WOLF, M., HEROLD, H. J., GIEBEL, W., STANECZEK, W.: Epidemiologische Untersuchungen über das Retikulumzellsarkom und das Lymphozytosarkom in der DDR. Bericht über

4048 Fälle. Arch. Geschwulstforsch. 39, 229 (1972)

WOLFEL, D. A.: Lymphaticovenous communications. Am. J. Roentgenol. 95, 766 (1965)

ZHDANOV, D. A.: Zur Lösung der Streitfragen über die funktionelle Morphologie des Lymphgefäßsystems. Anat. Anz. 111, 17 (1962)

ZHDANOV, D. A.: Röntgenologische Untersuchungsmethoden des Lymphgefäßsystems des Menschen und der Tiere. Fortschr. Röntgenstr. 46, 680 (1932)

ZIEMANN, S. A.: Das Lymphödem. Stuttgart: Hippokrates 1964

14 Sachverzeichnis

G. Döhnert

Über
lymphoepitheliale Geschwülste

Erkenntnisse anhand der Gewebekultur und
vergleichender klinischer, morphologischer und
virologischer Untersuchungen
1977. 10 Abbildungen, 7 Tabellen. 77 Seiten
(Sitzungsberichte der Heidelberger Akademie
der Wissenschaften. Mathematisch-naturwissen-
schaftliche Klasse. Jahrgang 1977, 3. Abhand-
lung)
DM 48,–; US $ 26.40
ISBN 3-540-08398-7

Krankheiten
des lymphocytären Systems

Herausgeber: H. Begemann
1974. 83 zum Teil farbige Abbildungen.
XI, 467 Seiten
(Handbuch der inneren Medizin, Band 2, Teil 5)
Gebunden DM 248,–; US $ 136.40
Subskriptionspreis:
Gebunden DM 198,40; US $ 109.10
ISBN 3-540-06254-8

Lymphgefäss-System –
Lymph Vessel System

Redigiert von H. Meessen
1972. 272 Abbildungen. XIV, 708 Seiten
(230 Seiten in Englisch)
(Handbuch der allgemeinen Pathologie, Band 3,
Teil 6)
Gebunden DM 460,–; US $ 253.00
Subskriptionspreis:
Gebunden DM 368,–; US $ 202.40
ISBN 3-540-05662-9

Lymphozyt
und klinische Immunologie

Physiologie Pathologie Therapie. Unter Mitar-
beit zahlreicher Fachwissenschaftler
Herausgeber: H. Theml, H. Begemann
1975. 47 Abbildungen, 26 Tabellen.
XII, 220 Seiten
DM 55,–; US $ 30.30
ISBN 3-540-07372-8

Lymphoid Neoplasias I:
Classification Categorization
Natural History

Editors: G. Mathé, M. Seligman, M. Tubiana
1978. 182 figures, 88 tables. XIII, 336 pages
(Recent Results in Cancer Research, Vol. 64)
Cloth DM 88,–; US $ 48.40
ISBN 3-540-08830-X

Lymphoid Neoplasias II:
Clinical and Therapeutical
Aspects

Editors: G. Mathé, M. Seligman, M. Tubiana
1978. 71 figures, 110 tables. XIV, 217 pages
(Recent Results in Cancer Research, Vol. 65)
Cloth DM 60,–; US $ 33.00
ISBN 3-540-08831-8

Lymphocytes,
Macrophages, and Cancer

Editors: G. Mathé, I. Florentin, M.-C. Simmler
1976. 53 figures. IX, 160 pages
(Recent Results in Cancer Research, Vol. 56)
Cloth DM 56.–; US $ 30.80
ISBN 3-540-07902-5

Malignant Lymphomas

Other Than Hodkin's Disease
1978. 287 figures (in 425 separate illustrations),
47 in color, 114 tables. XX, 833 pages
(Handbuch der speziellen pathologischen Anatomie und Histologie, Band 1, Teil 3 B)
Cloth DM 295,–; US $ 162.30
ISBN 3-540-08020-1

Malignant Lymphomas of the
Nervous System

International Symposium. Organized by the
Österreichische Arbeitsgemeinschaft für Neuro-
pathologie and the Research Group of Neuro-
pathology of the World Federation of Neurology,
Vienna, August 29–31, 1974
Editors: K. Jellinger, F. Seitelberger
1975. 238 figures. VIII, 301 pages
(Acta Neuropathologica Supplementum 6)
DM 96,–; US $ 52.80
ISBN 3-540-07208-X

Springer-Verlag
Berlin Heidelberg NewYork

Preisänderungen vorbehalten

Clinical Oncology

A Manual for Students and Doctors.
Edited under the auspices of the International
Union Against Cancer.
2nd fully revised and enlarged edition 1978.
31 figures. XV, 304 pages
DM 29,–; US $ 16.00
ISBN 3-540-08868-7

Immunological Diagnosis of Leukemias and Lymphomas

International Symposium of the Institut für
Hämatologie, GSF October 28–30, 1976 –
Neuherberg/München
Editors: S. Thierfelder, H. Rodt, E. Thiel
1977. 98 figures, 2 in color, 101 tables.
X, 387 pages
(Hämatologie und Bluttransfusion, Vol. 20)
DM 78,–; US $ 42.90
Reduced price for subscribers to the journal
"Blut"
DM 62,40; US $ 34.30
ISBN 3-540-08216-6

Standardisierte Krebsbehandlung

Herausgeber: G. Ott, H. Kuttig, P. Drings
1974. 32 Abbildungen, 18 Tabellen.
IX, 305 Seiten
Gebunden DM 44,–; US $ 24.20
ISBN 3-540-06893-7

Strahlentherapie

Radiologische Onkologie
Herausgeber: E. Scherer. Unter Mitarbeit zahl-
reicher Fachwissenschaftler
1976. 272 Abbildungen, 107 Tabellen.
XXII, 800 Seiten
Gebunden DM 160,–; US $ 88.00
ISBN 3-540-07772-3

Die Strahlenwirkung auf das Lymphsystem

Unter besonderer Berücksichtigung der kleinen
Dosen
Herausgeber: K. H. Kärcher, C. Streffer
1974. 41 Abbildungen. VII, 110 Seiten
DM 28,–; US $ 15.40
ISBN 3-540-06837-6

F. Wachsmann, G. Drexler

Graphs and Tables for Use in Radiology

Kurven und Tabellen für die Radiologie.
Graphiques et Tables pour la Radiologie.
Gráficas y Tablas para Radiología. With colla-
boration of K. Bunzl, M. Busch, H. Czempiel,
J. David, M. Grossrau, G. Grünauer, R. G. Jaeger,
H. L. Keller, H. Oeser, W. Panzer, H. Paretzke,
K. R. Trott, L. Widenmann
2nd completely revised and enlarged edition
1976. 2 figures, 238 pages
Cloth DM 48,–; US $ 26.40
ISBN 3-540-07809-6

W. Wenz, B. Beduhn

Extremitätenarteriographie

Mit phlebo- und lymphographischen Untersuchungen
1976. 162 Abbildungen in 277 Einzeldarstellungen. VIII, 158 Seiten
Gebunden DM 158,–; US $ 86.90
ISBN 3-540-07329-9

Preisänderungen vorbehalten

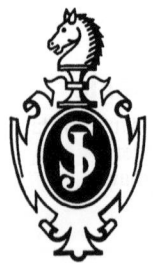

Springer-Verlag
Berlin
Heidelberg
New York